Anne Simons

Das OPC-Arbeitsbuch

Anne Simons

Das OPC-Arbeitsbuch

Gesundheitswissen kompakt

MayaMedia

Die Informationen, die in diesem Buch vermittelt werden, wurden nach bestem Wissen und Gewissen aufgezeichnet. Sie sollen jedoch nicht den ärztlichen Rat oder ärztliche Hilfe ersetzen. Das Buch bezweckt, die Leser zur Gesundheitsvorsorge und Selbsthilfe bei alltäglichen Beschwerden anzuleiten. Eine Haftung der Autorin und des Verlags für etwaige Schäden, die sich aus dem Gebrauch oder Missbrauch des in diesem Buch präsentierten Materials ergeben, ist ausgeschlossen.

MayaMedia im Internet:
www.mayamedia.de

Erste Auflage 2004

Umschlag: Artur Thieroff, Coburg
Druck: J. P. Himmer GmbH & Co. KG
Printed in Germany
ISBN 3-9806746-9-X

Inhalt

Vorwort

Als ich 1998 »Das OPC-Gesundheitsbuch« veröffentlichte, war OPC in Deutschland noch unbekannt. Das hat sich geändert. Mittlerweile gehört OPC zur regelmäßigen Nahrungsergänzung von immer mehr Menschen hierzulande und weltweit, ebenso unverzichtbar wie die tägliche Einnahme von Vitamin C.

Wer OPC kennen lernt, ist zunächst verblüfft angesichts der vielseitigen Anwendungsmöglichkeiten. In den meisten Fällen tritt an die Stelle anfänglicher Skepsis bald die Überzeugung, dass diese »Wundersubstanz« aus der Natur für ein Leben in Gesundheit unverzichtbar ist.

In den vergangenen Jahren habe ich bei meinen Vorträgen mit unzähligen Menschen gesprochen, die mir berichteten, wie OPC ihnen gesundheitlich geholfen hat: Außer Kontrolle geratene Cholesterin- und Blutfettwerte normalisierten sich, allergische Reaktionen wurden verhindert, Hautkrankheiten gelindert, Wunden, Zahnfleisch- und andere Entzündungen beschleunigt geheilt, Knochen wieder aufgebaut, Lern- und Konzentrationsstörungen behoben und vieles mehr. Diese wunderbar anmutenden Wirkungen sind in fast allen Fällen durch wissenschaftliche Untersuchungen abgesichert. Warum OPC so vielseitig ist, lässt

sich erklären und auch von Laien ohne größere Mühe nachvollziehen.
In Frankreich ist OPC die Basis von Gefäßschutzmitteln, die seit Jahrzehnten von Ärzten verschrieben werden: ein Standardmittel, wie es wenige vergleichbare gibt. Nach dem Zweiten Weltkrieg entdeckte Professor Jack Masquelier OPC als Bestandteil von Pflanzen. Er entwickelte ein Verfahren, mit dem man OPC in hochkonzentrierter Form gewinnen und dem Menschen verfügbar machen kann. Im Laufe seiner wissenschaftlichen Erkenntnisse fand Masquelier heraus, dass OPC zusätzlich zu seinen gefäßschützenden Eigenschaften noch eine weitere für die Gesundheit bedeutsame Wirkung hat: Es erwies sich als das stärkste bisher bekannte pflanzliche Antioxidans, 20-mal stärker als Vitamin C und 40- bis 50-mal stärker als Vitamin E.
Antioxidanzien sind die Gegenspieler der zerstörerischen freien Sauerstoffradikale. Diese greifen aufgrund von gestiegenen Umweltbelastungen in heutiger Zeit verstärkt den menschlichen Organismus an und rufen schlimme chronische und bösartige Krankheiten hervor. OPC vermag die Entstehung der gefährlichen Moleküle zu unterbinden. Dadurch verhindert es nicht nur die Entwicklung von Krankheiten, sondern kann Krankheitsprozesse sogar zum Stillstand bringen bzw. rück-

gängig machen – überall dort, wo freie Radikale wirken, mit anderen Worten: überall im Körper.
Professor Masquelier zählt zu den Wissenschaftlern, deren Entdeckung für die Menschheit von unschätzbarem Wert ist. Seinen Studenten war er ein hervorragender Lehrer. In meinen vielen Gesprächen mit ihm kam ich selbst in den Genuss, die Geheimnisse der Natur auf eine Weise erklärt zu bekommen, dass ich mich als Teil der abenteuerlichen Reise, die unser Leben darstellt, empfinden durfte. Diesem herausragenden Wissenschaftler und feinen Menschen habe ich – haben wir alle – viel zu verdanken.

Anne Simons

Test: Brauchen Sie OPC?

Bevor Sie sich über OPC informieren, schlage ich Ihnen einen Test vor. Mit dessen Hilfe erfahren Sie, ob Sie selbst OPC brauchen bzw. wie groß Ihr Bedarf ist. Noch kennen Sie wahrscheinlich keine Details über die Wirkung von OPC im Körper und können die folgenden Fragen unbeeinflusst beantworten.
Kreuzen Sie jeweils eine zutreffende Antwort zu den einzelnen Fragen an und zählen Sie danach Ihre Punktzahl zusammen. Im Anschluss an die Testfragen finden Sie eine Auswertung der erzielten Punktzahlen.

Testfragen:

1. Wie hoch ist Ihr Blutdruck?
   - (3) bis 120/80
   - (2) zwischen 120/80 und 140/90
   - (1) zwischen 140/90 und 150/95
   - (0) über 150/95

2. Rauchen Sie Zigaretten?
   - (3) nein
   - (2) nicht mehr als fünf pro Woche
   - (1) bis zu zehn pro Tag
   - (0) mehr als zehn pro Tag

3. Trinken Sie Alkohol?

(3) täglich ein Glas Rotwein zum Essen
(2) nie
(1) hin und wieder zwei bis drei Gläser Wein oder Bier
(0) täglich drei und mehr Gläser Wein oder Bier, gern auch etwas Hochprozentiges

4. Kommen in Ihrer Familie Krankheiten wie Krebs, Herz-Kreislauf- und andere schwerwiegende Erkrankungen vor?

(3) nein
(2) ein oder zwei Fälle
(1) einige Fälle
(0) viele Fälle

5. Wie hoch ist Ihr Body-Mass-Index? (Gewicht in Kilogramm dividiert durch Größe in Meter im Quadrat; Beispiel: 60 kg, 1,70 m. Body-Mass-Index: $60 : 1{,}70^2 = 20{,}8$).

(3) 19-24
(2) 18 und 25-30
(1) unter 18 und über 30

6. Leiden Sie unter Arteriosklerose?

(3) nein
(1) weiß nicht
(0) ja

7. Ihre Cholesterinwerte sind ...
(3) ausgeglichen
(1) schwankend
(0) unausgeglichen: der LDL-Wert ist deutlich höher als der HDL-Wert

8. Leiden Sie unter Asthma oder einer Allergie?
(3) nein
(0) ja

9. Betreiben Sie Hochleistungssport oder sind Sie häufigen Sportverletzungen ausgesetzt?
(3) nein
(0) ja

10. Leiden Sie unter einer Hautkrankheit?
(3) nein
(0) ja

11. Leiden Sie unter einer Augenkrankheit, unter Sehschwäche oder sind Ihre Augen besonderen Belastungen ausgesetzt (PC-Arbeit u.ä.)?
(3) nein
(0) ja

12. Sind Ihre Augen schnell gereizt oder leiden Sie unter Augentrockenheit?
(2) nein
(0) ja

13. Leiden Sie unter einer rheumatischen Erkrankung?

(3) nein
(0) ja

14. Wie häufig sind Sie erkältet oder haben eine Infektion oder Grippe?

(3) nie
(2) sehr selten
(1) einmal im Jahr
(0) oft

15. Sind Sie Diabetiker(in)?

(2) nein
(0) ja

16. Haben Sie beim Zähneputzen Zahnfleischbluten?

(3) nie
(2) manchmal
(1) sehr selten
(0) regelmäßig

17. Sind Ihre Beine abends schwer, geschwollen und/oder schmerzen?

(3) nie
(2) manchmal
(1) sehr selten
(0) oft

18. Neigen Sie zu kalten Händen bzw. Füßen?
- (3) nie
- (2) manchmal
- (0) oft

19. Neigen Sie zu Blutergüssen und/oder roten Flecken im Augenweiß?
- (3) nie
- (2) manchmal
- (1) sehr selten
- (0) oft

20. Schwellen Ihre Hände und/oder Füße bei warmem Wetter an?
- (3) nie
- (2) manchmal
- (1) sehr selten
- (0) oft

21. Wie ist Ihre Haut beschaffen?
- (3) dem Alter entsprechend in sehr gutem Zustand: gut durchblutet, elastisch, glatt, frisch
- (2) dem Alter entsprechend in relativ gutem Zustand: gelegentliche Erschöpfung ist zu bemerken
- (1) dem Alter entsprechend in mittelmäßigem Zustand: Sie neigt zu Falten, Unregelmäßigkeiten und hat ihre Frische verloren.

(0) dem Alter entsprechend in schlechtem Zustand: schlecht durchblutet, faltig, schlaff, bleich

22. Sind Sie schnell müde, auch wenn Sie sich nicht angestrengt haben?
(3) nie
(2) manchmal
(1) sehr selten
(0) oft

23. Konzentrationsfähigkeit: Sie können sich ...
(3) immer sehr gut konzentrieren und Dinge merken
(2) meist eine bestimmte Zeit lang konzentrieren, bevor die Konzentration nachlässt
(1) manchmal nicht konzentrieren und sind vergesslich
(0) sehr schlecht konzentrieren oder Dinge merken

24. Wie verhalten Sie sich in der Sonne?
(3) Sie achten darauf, nicht der (sommerlichen bzw. südlichen) Sonne ausgesetzt zu sein, und cremen sich immer mit Sonnenschutzmitteln ein.
(2) Sie halten sich stets im Schatten auf, cremen sich daher nie ein.

(1) Sie sind gern in der Sonne, cremen sich aber immer ein und erneuern den Hautschutz.
(0) Sie halten sich überwiegend ungeschützt im Freien auf und cremen sich nicht immer ein.

25. Wie würden Sie Ihre Ernährung beschreiben?
(3) bewusst gesund, d.h. vollwertig
(2) ziemlich gesund, aber nicht ganz konsequent
(1) Ich koche immer selbst, aber fett und zuckerreich.
(0) viel Fastfood, gern Süßigkeiten, wenig Obst und Gemüse

26. Wie oft essen Sie Obst und Gemüse?
(3) täglich fünfmal und mehr
(2) täglich einmal
(1) nicht mehr als viermal pro Woche
(0) nie

27. Welche Getränke nehmen Sie überwiegend zu sich?
(3) Wasser, Saft, Kräuter- oder grünen Tee
(2) die gleichen, dazu einige Tassen Kaffee täglich

(1) alles Mögliche; ich achte nicht darauf
(0) v.a. Kaffee, Cola-, Limonade- und alkoholische Getränke

28. Ihren Nachtschlaf empfinden Sie als ...
(3) regelmäßig ausreichend und erholsam
(2) manchmal nicht ausreichend und nicht erholsam
(1) häufig gestört: zu kurz und nicht erholsam
(0) Sie leiden dauerhaft unter Schlaflosigkeit.

29. Wie häufig bewegen Sie sich sportlich (einschließlich Spaziergängen)?
(3) täglich 30 Minuten und mehr
(2) drei bis fünf Stunden pro Woche
(1) einmal pro Woche
(0) nie

30. Beziehung: Sie sind ...
(3) in Ihrer Beziehung glücklich
(2) Single und damit zufrieden
(1) Single und darüber unglücklich
(0) in Ihrer Beziehung unglücklich

31. Regeneration: Wie erholt fühlen Sie sich?
(3) Sie fühlen sich gesund und

stark. Sie erholen sich leicht und haben auch genug Zeit für sich.

(2) Sie sind gelegentlich erschöpft, können sich dann aber schnell wieder erholen.

(1) Ihre Erschöpfung wächst an, aber meist können Sie sich im Urlaub erholen.

(0) Sie fühlen sich fast immer erschöpft und überfordert.

32. Stimmungen: Sie sind ...

(3) immer gleich gut gestimmt

(2) unterliegen gelegentlichen Stimmungsschwankungen

(1) fühlen sich manchmal grundlos deprimiert

(0) unterliegen häufigen heftigen Stimmungsschwankungen: »von himmelhochjauchzend bis tiefbetrübt«

33. Zufriedenheit: Sie sind mit Ihrem Leben ...

(3) sehr zufrieden

(2) meistens zufrieden

(1) nicht immer zufrieden, aber es könnte schlimmer sein

(0) durch und durch unzufrieden, für eine Veränderung fehlt Ihnen aber der Antrieb.

Testauswertung

Zählen Sie die Punkte zusammen.

100-90 Punkte:
Sie sind in hervorragender gesundheitlicher Verfassung. Ihre Chancen, weiterhin gesund zu bleiben, sind sehr gut. Die regelmäßige – prophylaktische – Einnahme von OPC hilft Ihnen dabei, ein hohes Alter in Gesundheit zu erreichen.

89-75 Punkte:
Sie sind im Großen und Ganzen in guter gesundheitlicher Verfassung. Die regelmäßige Einnahme von OPC hilft Ihnen, Ihre Gesundheit zu erhalten. Falls Sie unter bestimmten Beschwerden leiden, empfiehlt es sich, vorübergehend eine therapeutische Dosis einzunehmen.

74-51 Punkte:
Ihr Gesundheitszustand könnte besser sein. Werfen Sie ungesunde Verhaltensweisen über Bord. Die regelmäßige Einnahme von OPC unterstützt Ihren Körper dabei, nicht krank zu werden bzw. eine Krankheit zu bekämpfen.

50-25 Punkte:
Sie sind gesundheitlich angegriffen. Eine Um-

stellung Ihrer Lebensgewohnheiten wird sich positiv auf Ihren Zustand auswirken. Darüber hinaus sollten Sie gesundheitliche Beschwerden ärztlich behandeln lassen. Die regelmäßige Einnahme von OPC unterstützt Sie auf dem Weg zu verbesserter Gesundheit. Im Fall von bestimmten Beschwerden oder Krankheiten empfiehlt sich eine therapeutische Dosierung.

24-0 Punkte:
Sie sind in einem bedenklichen Gesundheitszustand. Falls Sie noch nicht in ärztlicher Behandlung sind, sollten Sie zum Arzt gehen und sich untersuchen lassen. Überprüfen Sie Ihren Lebensstil. Wo können Sie etwas zum Besseren verändern? Schieben Sie notwendige Veränderungen nicht vor sich her, sondern nehmen Sie sie unverzüglich in Angriff. OPC wird Sie unterstützen, sinnvollerweise nehmen Sie es eine Zeit lang in verdoppelter Dosierung ein.

Im Folgenden erfahren Sie alles über die Wirkweise von OPC, seine Anwendungen bei verschiedenen Beschwerden und Krankheiten sowie die angemessene Dosierung von OPC – ob zur Vorbeugung und Gesunderhaltung oder zur Behandlung von eingetretenen Fehlentwicklungen.

Die vielseitigen Anwendungs- möglichkeiten von OPC

An den Anfang meiner Darstellungen von OPC möchte ich eine Liste stellen, die das Spektrum seiner Anwendungsmöglichkeiten aufzeigt. Sie ist lang und umfasst die erstaunlichsten Bereiche, von Kopf bis Fuß, innen und außen. Bitte legen Sie das Buch nicht gleich zur Seite, weil Sie vielleicht glauben, hier handele es sich um ein unseriöses »Wundermittel«. Die Vielseitigkeit von OPC ist (bio-)logisch zu erklären. Ich werde Sie in den nachfolgenden Kapiteln davon überzeugen.

OPC hilft. Es beugt der Entstehung von Krankheiten und Beschwerden vor, verlangsamt bereits eingetretene degenerative Prozesse und vermag sie sogar in bestimmten Fällen rückgängig zu machen. Für viele der nachfolgend aufgeführten Krankheiten wurde, insbesondere an französischen Kliniken und Universitäten, die Wirksamkeit von OPC wissenschaftlich untersucht und bestätigt.

Günstige Auswirkungen von OPC

Vorbeugung, Verlangsamung schädlicher bzw. Beschleunigung heilender Prozesse

1. Gefäßprobleme (Blut-, Lymphgefäße)

- Venenprobleme
- Besenreiser
- schwere und schmerzende Beine
- offene Beine
- geschwollene Beine (besonders abends)
- Durchblutungsstörungen in Händen und Füßen (Kälte, Kribbeln)
- Lymphstau
- Hämorrhoiden
- Thrombose (Aggregation)
- Ödeme
- Prostatabeschwerden
- Nierensteine

2. Haut, Bindegewebe (Kollagenschutz)

- Faltenbildung
- Verbrennungen, Sonnenbrand
- Hautelastizität
- Elastizität von Fuß- und Fingernägeln
- Hauttrockenheit
- Narbenbildung
- Wundheilung (beschleunigt)

- Akne, Ekzeme
- Neurodermitis
- Psoriasis
- Zellulitis
- Hautekzeme
- Dehnungsstreifen (Schwangerschaft)

3. (Sport-) Verletzungen

- Knochenbrüche
- Sehnenzerrungen
- Muskelverletzungen
- Wunden allgemein

4. Herz-Kreislauf-System

- Normalisierung von Cholesterinwerten
- Senkung erhöhter Triglyzeridwerte
- Arteriosklerose
- Atherosklerose
- Herzinfarkt
- Schlaganfall
- Durchblutung der Herzkranzgefäße

5. Allergien

- Heuschnupfen
- allergische Reaktionen gegen Hausstaub, Schimmelpilze, Tierhaare, Insekten, Lebensmittel usw.
- Asthma

6. Augen	• Grauer Star • Makula-Degeneration • Retinopathie (Netzhauterkrankung) • altersbedingte Sehschwäche • Nachtblindheit • Bindehautentzündung • »trockene« Augen • Grüner Star
7. Immunsystem	• verstärkte Wirkung von Vitaminen • Infektionsanfälligkeit (z.B. häufige Erkältungen) • degenerative Krankheitsprozesse, ausgelöst durch freie Radikale: Schäden durch Alkoholismus und Nikotin; Krebs, Nieren- und Lebererkrankungen, Tumorentwicklungen
8. Knochen-, Gelenkerkrankung	• Arthritis • Rheuma • Gicht • Osteoporose (Festigung des Kollagengitters)

9. Gehirn/ Nervensystem	• Gedächtnis • Lern- und Konzentrationsfähigkeit • ADS (Aufmerksamkeitsdefizit-Syndrom bei Kindern) • Alzheimer • Parkinson • Senilität • Stress
10. Blutwerte	• Diabetes • Blutfettwerte (Cholesterin, Triglyzeride) • Thrombozytenaggregation (Blutplättchenverklumpung)
11. Müdigkeit, Abgeschlagenheit	• CFS (Chronisches Erschöpfungssyndrom) • Vitalisierung
12. Frauenleiden	• Dauer und Regelmäßigkeit der Periode • Prämenstruelles Syndrom (PMS)
13. Entzündungen (alle Krankheiten, die auf -is/ -itis enden)	• Arthritis (Gelenke) • Gastritis (Magenschleimhaut) • Hepatitis (Leber) • Meningitis (Hirnhaut)

- Parodentitis (Zahnfleisch)
- Sinusitis (Stirnhöhlen)
- Bronchitis (Bronchien)
- u.a.

14. Weitere antibakterielle Wirkung	• Karies

Was ist OPC?

Was hat es nun mit einer Substanz auf sich, die eine Art »Allrounder« ist: eine Substanz, die von Kopf bis Fuß bei allen Beschwerden und Krankheiten hilft und die in der Lage ist, schlimme Erkrankungen gar nicht erst auftreten zu lassen? Nach dieser umfangreichen Anwendungsliste drängen sich hauptsächlich fünf Fragen auf:

1. Was bedeutet »OPC«?
2. Wo kommt die Substanz vor?
3. Ist OPC ein seriöses Mittel?
4. Wenn es schon so ein Wundermittel gibt, warum ist es nicht viel bekannter?
5. Warum ist OPC so vielseitig?

Was bedeutet »OPC«?

OPC ist die Abkürzung für »oligomere Procyanidine«, ein Begriff aus der Biochemie. Hierbei handelt es sich um pflanzliche Moleküle aus der Familie der Polyphenole, genauer der Flavanole. Sie sind keineswegs gleichzusetzen mit Flavonoiden, die im Hinblick auf ihre biologischen Fähigkeiten sehr überschätzt werden. Während viele Flavonoide oder »Bioflavonoide« gesundheitlich wirkungslos sind, üben Flavanole z.B. eine stark positive Wirkung auf die Gefäße im Körper aus.

Wo kommt die Substanz vor?

Flavanole sind in fast allen Pflanzen enthalten, vornehmlich in deren holzigen und faserigen Bestandteilen, den Schalen, Kernen, Rinden, Wurzeln und Blättern. In Obst und Gemüse ebenso wie in vielen Heilpflanzen, z.B. Ginkgo biloba, Misteln, Weißdorn – und in beachtlicher Menge auch im Rotwein.

Ist OPC ein seriöses Mittel?

OPC ist eine natürliche, pflanzliche Substanz, die für den Menschen wichtige Eigenschaften aufweist. Diese Substanz wurde vor über 50 Jahren von dem französischen Pharmakologen Professor Jack Masquelier entdeckt. Er entwickelte ein Verfahren, wie man OPC in hoher Konzentration aus Pflanzen gewinnen und medizinisch einsetzen kann. Zunächst entdeckte er die gefäßschützenden Eigenschaften von OPC, weshalb dieses ein bis heute in der französischen Medizin eingesetztes Arzneimittel bei Venenproblemen, Ödemen und ähnlichen gefäßbedingten Beschwerden ist. Masquelier forschte weiter und fand heraus, dass OPC noch sehr viel mehr kann.

Warum ist OPC nicht viel bekannter?

Eine Jahrhundertentdeckung wurde gemacht, und die Welt erfährt nur mit großer Verzögerung davon. Wieso? Der Grund liegt wohl hauptsächlich darin, dass der Entdecker Franzose ist, in Frankreich forschte und seine Forschungsergebnisse in französischer Sprache veröffentlichte. Im Wissenschaftsbetrieb, der wie viele andere Bereiche US-zentriert ist, nimmt die Fachwelt erst dann Kenntnis von großen Entdeckungen, wenn diese möglichst in den USA gemacht oder zumindest in englischer Sprache in den großen Fachzeitschriften veröffentlicht werden.
Masquelier aber patentierte erst 1985 seine Entdeckung der Antiradikalenwirkung von OPC in den USA. Tatsächlich war dies der Beginn des internationalen Siegeszugs dieser Substanz, die auch – irreführend – als »Traubenkernextrakt« Erfolge feierte (siehe auch S. 128f.).

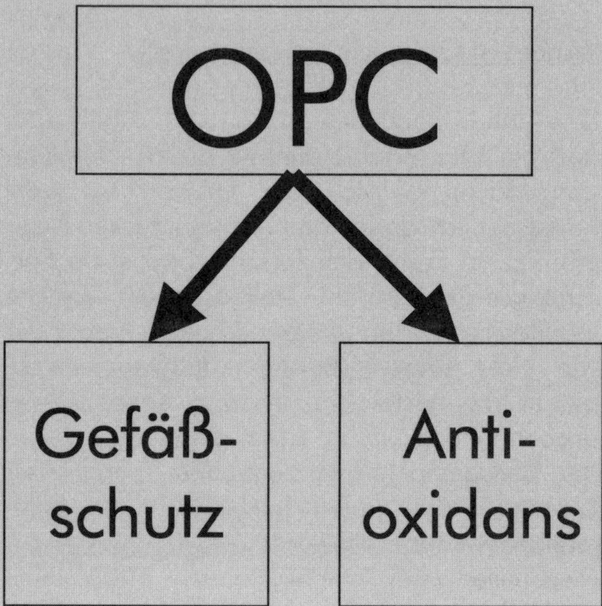

Abbildung 1: Die Doppelwirkung von OPC als Gefäßschutz und Antioxidans

Warum ist OPC so vielseitig?

Die vielfältigen Schutzwirkungen von OPC im Körper gehen im Grunde auf zwei wesentliche Eigenschaften dieser Substanz zurück: die gefäßschützende Eigenschaft und die antioxidative.
Gefäße – Blut-, Lymphgefäße und damit verbunden Knochen, Knorpel, Muskeln, Sehnen, Bindegewebe, Haut – gibt es überall im Körper. Überall können Beschwerden und Krankheiten entstehen, und überall wirkt OPC schützend.
Das Gleiche gilt auch für den zweiten Anwendungsbereich von OPC: Überall dort, wo freie Sauerstoffradikale Körperstrukturen angreifen, kann OPC in seiner Eigenschaft als Antioxidans diese schützen und bewahren. Im Folgenden werden die Bereiche »Gefäßschutz« und »antioxidative Wirkung« von OPC nacheinander detailliert dargestellt.

OPC als Gefäßschutzmittel

In Frankreich ist OPC seit über 50 Jahren ein anerkanntes Arzneimittel bei Gefäßproblemen. Welche Beschwerden zählen hierzu?
Mit Gefäßen sind Blut- und Lymphgefäße gemeint. Hierzu zählen auch die Kapillaren, die so genannten »Haargefäße«. Das sind die extrem feinen Verzweigungen der Blut- und Lymphgefäße. Sie haben im Körper die Aufgabe, Sauerstoff und Nährstoffe in die Zellen zu transportieren. Werden die Kapillaren durchlässig, können die Zellen nicht mehr versorgt werden und der Verfall von Gewebe, Organen usw. droht.
Ein weiteres Problem besteht darin, dass Blut- oder Lymphflüssigkeit an den undichten Stellen in das umliegende Gewebe austritt und dieses belastet. Dann entstehen Ödeme, also Flüssigkeitsansammlungen im Gewebe. Schwellungen und Blutergüsse sind noch die harmlosen Folgen. Schlimmer ist es, wenn eine solche innere Blutung etwa im Gehirn auftritt.
Nach dieser Erklärung dürfte es Ihnen nicht schwer fallen, selbst eine Liste der Beschwerden zu erstellen, die durch undichte Gefäße auftreten.

Gefäßprobleme 1

Beschwerden, die an undichten Gefäßen auftreten:

- Ödeme
- Lymphstau
- Venenprobleme
- Besenreiser
- schmerzende, schwere Beine, insbesondere abends
- Stau in den Beinen
- offene Beine
- Durchblutungsstörungen: dauernd kalte Hände und Füße; Kribbeln
- Krampfadern, auch Hämorrhoiden

Die genannten Beschwerden treten direkt an der Stelle auf, wo ein Gefäß undicht geworden ist. Aber es gibt auch Beschwerden, die indirekt auf den Zusammenbruch von Gefäßen zurückgehen, dort nämlich, wo Zellen, Gewebe oder Organe nicht mehr durchblutet werden.

Gefäßprobleme 2

Beschwerden, die aufgrund von Mangeldurchblutung entstehen

- Herzinfarkt
- Hirninfarkt (Schlaganfall)

- Ohrinfarkt (Hörsturz) u.a.
- Organschädigungen

Es gibt darüber hinaus noch weitere Bereiche, in denen OPC als Gefäßschutzmittel wohltuend wirkt. Dies hängt mit seiner Kollagenschutz-Eigenschaft zusammen.

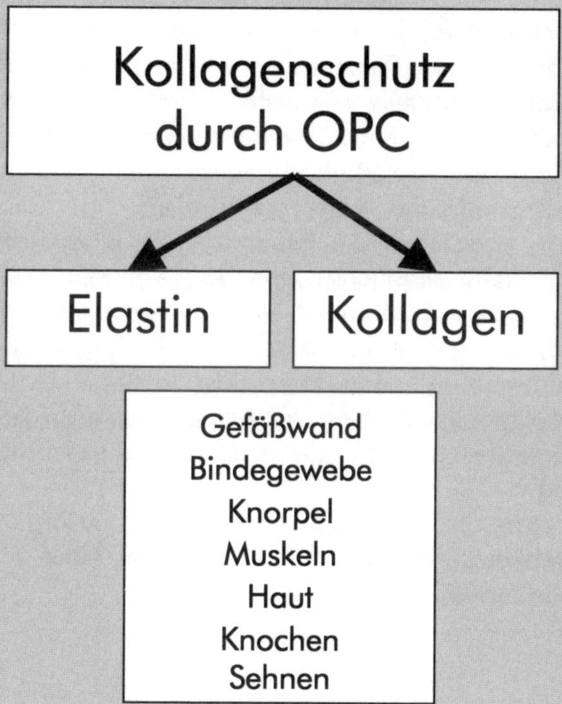

Abbildung 2: Kollagenschutz durch OPC

Kollagenschutz

OPC besitzt die besondere Eigenschaft, dass es sich an Proteine (Eiweiße) anheftet. Man spricht auch von Proteinaffinität (Neigung, sich an Eiweiß anzuheften). Sobald OPC in den menschlichen Körper gelangt, erkennt es Proteine und heftet sich an diese. Die Proteine werden dadurch vor Angriffen von zerstörerischen Enzymen und von freien Radikalen geschützt.
Kollagen und Elastin sind solche Proteine. Sie sind Bestandteile der Gefäßwand, kommen also überall im Körper vor. Ihre Aufgabe besteht darin, die Gefäßwände aufzubauen und geschmeidig und kräftig zu erhalten. Das Kollagen umschließt die feinen kleinen Blutgefäße; sämtliche Kapillaren sind von Kollagenfasern umgeben. Es handelt sich um Gerüsteiweiße des Bindegewebes. Dieses hält alle Organe zusammen und sorgt dafür, dass jedes an seinem richtigen Platz bleibt. Indem OPC sich an Kollagen heftet, bleibt dieses stark und geschmeidig.
Interessant ist, dass Kollagen auch in Knorpeln, Muskeln, Knochen, Sehnen und der Haut vorhanden ist.

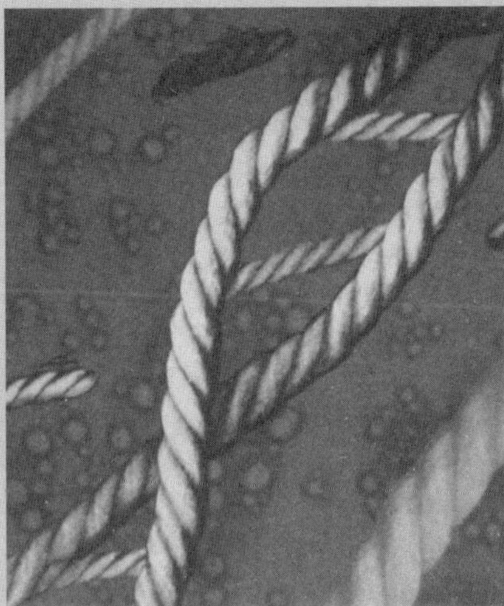

Abbildung 3:

Kollagen ist wie eine Leiter aufgebaut: Proteinketten bilden die Seitenteile, die gegeneinander verdreht sind. Stabilität erhalten sie durch Querverstrebungen.

Als zwei wesentliche Bausteine der Gefäßwand sorgen Kollagen und Elastin für deren Elastizität und Durchlässigkeit. Kollagen kann man sich als eine Art Gleis mit regelmäßigen Querverstrebungen oder eine Leiter mit Sprossen vorstellen, die beide Seitenteile verbindet (siehe Abbildung 3). Wichtig für Stabilität und Elastizität dieser Ketten ist die Anzahl der »Sprossen«. Brechen sie heraus, so wird das Bindegewebe schwach und durchlässig. Blut und Lymphflüssigkeit treten an der betreffenden Stelle in das umliegende Gewebe aus, Blutergüsse, Ödeme, Wassersucht sind die Folge.

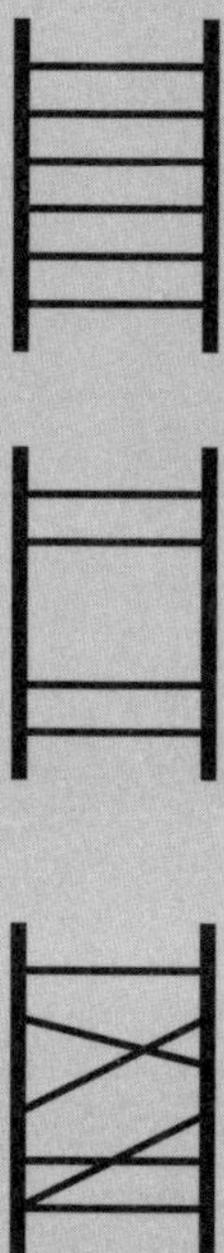

Bei einem gesunden Bindegewebe sind alle Sprossen an ihrem Platz.

Fehlende Sprossen verweisen auf ein schwaches Bindegewebe.

Zu viele oder überkreuzte Sprossen machen das Bindegewebe starr und führen zu Faltenbildung.

Abbildung 4: Elastisches, geschwächtes und faltiges Bindegewebe

Aber auch das Gegenteil ist nicht wünschenswert. Unter dem Einfluss der freien Radikale bilden sich überkreuzte Sprossen, so dass das Bindegewebe starr wird, was sich in vorzeitigen Altersfalten widerspiegelt (siehe Abbildung 4). Dieser Prozess aber wird durch OPC reguliert, das ein starkes Antioxidans ist und somit freie Radikale wirkungsvoll bekämpft.

Gefäßprobleme 3
Beschwerden durch Kollagenzerfall

- Zellulitis
- Knochenerweichung, -abbau
- Dehnungsstreifen (Schwangerschaft)
- mangelnde Hautelastizität
- Hauttrockenheit
- mangelnde Elastizität von Fuß- und Fingernägeln
- schlechte Narbenbildung
- verlangsamte Wundheilung
- Abbau von Muskeln, Sehnen, Bindegewebe, Knorpel
- verlangsamte Heilung von Knochenbrüchen
- Zahnfleischschwund
- Ödeme

OPC hilft bei diesen Beschwerden, da es ihre Entstehung verhindert. Es gilt als Vitamin P, muss also dem Körper zu seinem Schutz regelmäßig zugeführt werden.

→ Ausführliche Erläuterungen zur Bedeutung von Vitamin P finden Sie in »Gesund länger leben durch OPC«, S. 61ff.

Fallbeispiel: Schwangerschaftsödeme

Um Ihnen einen Eindruck von der phänomenalen Wirkung von OPC zu geben, möchte ich hier das historisch erste dokumentierte »Fallbeispiel« darstellen. Madame Tayeau war die Frau von Jack Masqueliers Doktorvater, während er an seiner ersten Dissertation über OPC arbeitete. (Masquelier hat insgesamt drei verschiedene Doktortitel erworben.)
Masquelier hatte herausgefunden, dass OPC ungiftig ist und bei Meerschweinchen die Gefäße verstärkt. Also wurde OPC mehreren Frauen mit Gefäßproblemen verabreicht, darunter auch der schwangeren Madame Tayeau. Sie litt an Ödemen in den Beinen. Wie dies während der Schwangerschaft häufig vorkommt, waren bei ihr Lymphe und Blut in die umliegenden Gewebezellen ausgetreten. Abends waren die Beine geschwollen und schmerzten.
Nach der Einnahme von OPC besserte sich Madame Tayeaus Zustand, und innerhalb von 48 Stunden waren die Probleme völlig besei-

tigt. Auch bei den anderen Frauen verbesserte sich der Zustand deutlich.
Dies war der Startschuss für intensive Forschungsarbeiten an der Universität von Bordeaux. Man wollte wissen, ob sich die neu entdeckte Substanz als Arzneimittel verwenden ließ. Und tatsächlich: Nach ausführlichen Untersuchungen und allen erforderlichen Tests kam das erste OPC-Medikament 1950 unter dem Namen Resivit (das sich ableitet von »*vitamine de la résistance*« – *Gefäßwiderstands-Vitamin*) auf den französischen Arzneimittelmarkt und wurde vor allem von Frauen eingenommen, die in einem Beruf tätig waren, in dem sie viel stehen oder laufen mussten.

→ In »Gesund länger leben durch OPC« sind spannende Fallbeispiele zu einer Vielzahl der Anwendungsmöglichkeiten dokumentiert. Siehe auch die Liste der Fallbeispiele im Anhang des vorliegenden Buches.

Mangelkrankheit Skorbut durch Kollagenzerfall

Wird Kollagen durch zerstörerische Substanzen angegriffen und fehlt ihm der Schutz durch OPC, so kommt es im Extremfall zu einer tödlichen Krankheit: dem Skorbut. Dieser war in früheren Jahrhunderten häufig das Schicksal von Matrosen, die längere Zeit zur See fuhren und währenddessen keine frischen Lebensmittel zu sich nahmen. Spätestens nach sechs Wochen mangelhafter Ernährung sind die Vitamin-C-Speicher im Menschen geleert, und der Kollagenzerfall setzt ein.
Skorbut beginnt mit dem Auftreten von blauen Flecken, dem Rückgang von Zahnfleisch bis hin zu Zahnausfall. Im weiteren Krankheitsverlauf äußert sich die Krankheit in schlechtem Atem, großflächigen schwarzen Hautpartien und einer Verkrümmung der Knochen, so dass man nicht mehr laufen kann. Schließlich kommt es zum Tod unter großen Schmerzen, da sich alle Strukturen, die von Kollagen aufrechterhalten werden, auflösen: Knochen, Bindegewebe, Muskeln, Sehnen, Haut und Gefäße.
Dieser elende Tod war nicht selten das Schicksal von Seeleuten, von Soldaten auf Kriegszügen oder Gefangenen, die in Kerkern vor sich hinvegetierten – Menschen, die schlecht ernährt wurden, weswegen der Skorbut auch als »die grausame Krankheit« gefürchtet war.

Allerdings gibt es auch Beispiele für das Überleben von Skorbut-Kranken. Rettung trat immer dann ein, wenn die Betroffenen rechtzeitig Vitamin C und/oder OPC einnahmen. Dieser Zusammenhang war den Menschen früher allerdings nicht bekannt; die Seeleute wurden also nur gerettet, wenn sie zufällig an Land kamen und Vitamin-C-haltige Nahrung aßen.

Kovitamine OPC und Vitamin C

Welche Bedeutung hat Vitamin C für Kollagen? Während OPC Kollagen schützt, ist für den Aufbau von Kollagen vor allem Vitamin C zuständig. Deswegen ist im Fall von Skorbut, also der durch Kollagenzerfall bedingten Krankheit, zunächst Vitamin C erforderlich, damit zerstörtes Kollagen wiederhergestellt wird. Anschließend wird OPC als Schutzfaktor aktiv.

Aber OPC hat darüber hinaus noch eine weitere Wirkung: Es unterstützt den Kollagenaufbau dadurch, dass es die Wirkung von Vitamin C verlängert, und zwar um das Zehnfache. Auch bei einem fast geleerten Vitamin-C-Speicher kann Skorbut also verhindert werden, wenn man während der Mangelsituation OPC einnimmt.

Dies war der Fall der portugiesischen Seeleute, die merkwürdigerweise vom Skorbut so gut wie nicht betroffen waren. Ihr Geheimnis lag darin, dass sie auf Reisen Rotwein mitnahmen. Rotwein enthält in großer Menge OPC. Indem die Matrosen ihre tägliche Rotweinration zu sich nahmen, versorgten sie sich mit ausreichend OPC, das wiederum die Vitamin-C-Reserven in ihren Körpern verzehnfachte. Statt maximal sechs Wochen konnten sie bis zu sechzig Wochen unbehelligt leben.

→ Eine ausführliche Darstellung der lebensverlängernden Wirkung von OPC im Rotwein finden Sie in »Gesund länger leben durch OPC«.

Umgekehrt hat auch Vitamin C eine positive Wirkung auf OPC: Es verstärkt die Proteinaffinität von OPC, d.h. seine Anhaftungsfähigkeit an Kollagen. Insofern sind OPC und Vitamin C ein starkes Team, das zusammen eingenommen seine Wirkung gegenseitig enorm verstärkt. Man spricht in einem solchen Fall auch von Kovitaminen.

OPC verzehnfacht die Wirkung von Vitamin C.
Vitamin C verstärkt die Proteinaffinität von OPC.
Beide wirken demnach als gegenseitige Verstärker: Es sind »Kovitamine«.

Übrigens verstärkt die Einnahme von OPC nicht nur die Wirkung von Vitamin C, sondern auch die von Vitamin E sowie von anderen lebensnotwendigen Vitalstoffen.

Speicherfähigkeit bestimmter Vitalstoffe im Körper

B_{12}	bis zu fünf Jahre
A	bis zu zwei Jahre
E	sechs bis zwölf Monate
D und Folsäure	zwei bis vier Monate
C, B_2 und K	zwei bis sechs Wochen
B_1	höchstens zwei Wochen
OPC	72 Stunden

Die Geschichte vergangener Jahrhunderte enthält zahllose Beispiele von Skorbuterkrankungen, nachdem die Menschen längere Zeit keine Vitamin-C-haltige Kost zu sich genommen hatten. Bekannt sind aber auch Fälle, in denen die Einnahme von OPC- und Vitamin-C-haltiger Nahrung bzw. entsprechenden Tees zu dramatischer Heilung geführt hat – was von den Betroffenen auf göttliche Fügung zurückgeführt wurde.
Die Erkenntnis, dass ein Zusammenhang zwischen Vitaminmangel und Krankheit besteht, setzte sich erst spät in der Neuzeit durch. Faszinierend ist das Beispiel des französischen Ent-

deckers Jack Cartier, der 1534/35 mit seiner Mannschaft im kanadischen St.-Lorenz-Strom im Eis stecken blieb, den Skorbuttod vieler Matrosen an Bord seines Schiffes beobachtete und dann eine unfassbare Heilung erlebte. Diese ging zurück auf die Hilfe eines Indianers, der einen bestimmten Tee empfahl. Der Heiltrunk sollte aus den Nadeln und der Rinde einer Konifere hergestellt werden. Todgeweihte Männer, die davon tranken, wurden tatsächlich wieder gesund.

Professor Masquelier hat während der Zeit einer Gastdozentur in Quebec die betreffende Konifere ausfindig gemacht und untersucht. Er fand heraus, dass die Nadeln des Baumes extrem Vitamin-C-haltig sind und die Rinde extrem OPC-haltig ist – ein wunderbares Beispiel dafür, dass die beiden heilsamen Substanzen in Kombination eine besonders starke Wirkkraft entfalten.

→ ***Eine ausführliche Darstellung dieser Entdeckung durch Professor Masquelier und ihrer Vorgeschichte finden Sie in »Gesund länger leben durch OPC«, S. 37ff.***

Gefäßprobleme in heutiger Zeit

Betrifft der Skorbut uns heutige Menschen? Eigentlich sollte man meinen, dass derlei Mangelerscheinungen zumindest in der westlichen Welt der Vergangenheit angehören. Wir leben im Überfluss und verfügen zudem über die erforderlichen medizinischen Kenntnisse. Als Krankheit gehört der Skorbut tatsächlich der Vergangenheit an. Und doch sind viele Menschen von einem Mangelzustand betroffen. Auch diejenigen, die sich bewusst gesund ernähren, befinden sich oft in einem »präskorbutischen« Zustand, d.h. in einer Vorstufe des Skorbuts, die sich bei ihnen in diversen gefäßbedingten Beschwerden äußert.
Woran erkennen Sie, ob auch Sie schlechte Gefäßwände haben und also von diesem Mangelzustand betroffen sind?
Wenn Ihr Zahnfleisch beim Zähneputzen immer wieder blutet, Sie nach Stößen leicht blaue Flecken bekommen, wenn Sie abends furchtbar müde sind, auch ohne dass Sie etwas Anstrengendes unternommen haben, wenn Sie öfter etwas Blut auf der Augenhornhaut feststellen, bei Hitze zu Wasseransammlungen in den Beinen und Armen neigen oder auch wenn Ihre Beine abends müde und geschwollen sind, sollten Sie dies als Hinweis auf geschwächte und überempfindliche Gefäßwände verstehen.

Warum gibt es auch heute noch Gefäßbeschwerden, die auf eine mangelhafte Nährstoffeinnahme zurückgehen? Um Kollagen zu schützen und intakt zu halten, ist OPC erforderlich. Um zerstörtes Kollagen wieder aufzubauen, braucht der Körper viel Vitamin C, mindestens fünf Gramm täglich. Das übersteigt die Empfehlungen der Deutschen Gesellschaft für Ernährung (DGE) um das Fünfzigfache, denn offiziell werden 100 mg pro Tag für einen Erwachsenen empfohlen.

Wie steht es mit OPC? Nehmen wir mit unserer Ernährung genug ein? Die Antwort lautet: eher nein.

OPC ist zwar in vielen Früchten und in Gemüse enthalten, aber es verteilt sich dort vor allem an Stellen, die wir vor dem Verzehr entfernen. Nicht wenige gesundheitsbewusste Menschen schälen ihr Obst, da sich in den Schalen Schadstoffe ansammeln und sie diese nicht mitessen wollen. Allerdings befindet sich in den Schalen zugleich die höchste Konzentration an OPC. Dies trifft auch auf Kerne zu, etwa bei Weintrauben. Doch unsere mittlerweile verwöhnten Gaumen mögen die Bitterstoffe nicht, die ebenfalls in den Kernen enthalten sind. Man zieht die gezüchteten kernlosen Trauben vor – und beraubt sich somit einer anderen wichtigen OPC-Quelle.

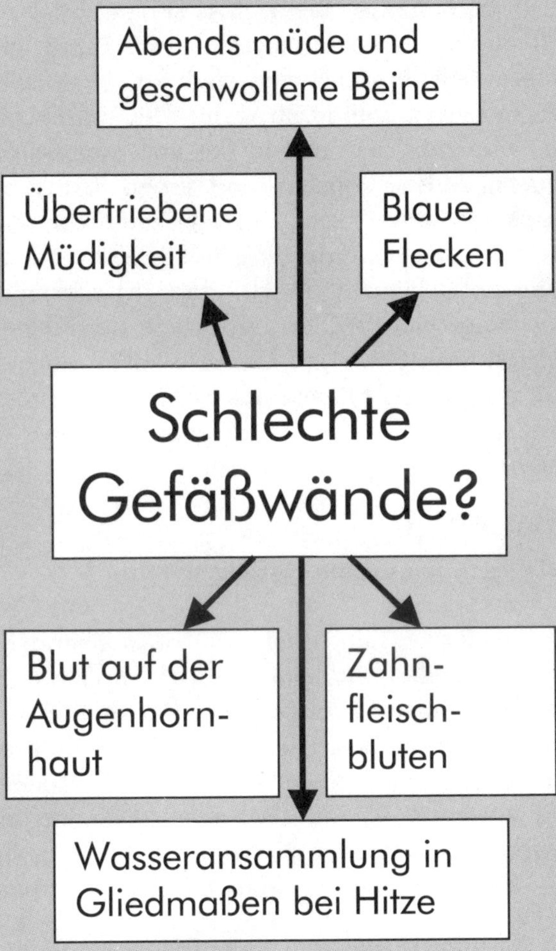

Abbildung 5: Auswirkungen schlechter Gefäßwände

Schließlich führen auch die industriellen Produktionsmethoden dazu, dass Lebensmittel ihre Nährstoffe verlieren. Dosenfrüchte sind beispielsweise ihrer Schalen beraubt. Und selbst frisches Obst enthält oft kaum OPC, denn dieses entwickelt sich erst in der voll ausgereiften Frucht. Massenkonsum und lange Transportwege bedingen aber, dass Früchte vor ihrer Reife gepflückt werden. Sie reifen während des Transports künstlich nach, doch ist dies nicht der Weg, wie OPC in die Frucht gerät. Beim Verzehr von Obst und Gemüse sollte man auf voll ausgereifte Früchte aus der Region zurückgreifen, solche also, die erst zum Zeitpunkt ihrer vollen Reife geerntet wurden.

Wie kann man seine Gefäße schützen?

Um sicher zu sein, dass man ausreichend mit OPC und Vitamin C versorgt ist, empfiehlt sich die tägliche Nahrungsergänzung mit diesen beiden Substanzen. Die von der DGE und anderen Organisationen empfohlenen Mengen der Vitamin-C-Zufuhr sind eher zu niedrig angesetzt. Der »Vitamin-Papst« Linus Pauling, der für seine Forschungen den Nobelpreis erhielt, nahm zeit seines Lebens täglich 12 g Vitamin C ein, und er erreichte ein hohes Alter in Gesundheit.

Pauling wusste damals nichts von OPC als Kofaktor zu Vitamin C, sonst hätte er mit gut einem Gramm Vitamin C am Tag und der gleichzeitigen Einnahme von OPC die gleiche Wirkung erzielt – denn OPC verzehnfacht bekanntermaßen die Vitamin-C-Leistung. Für uns sollte dies eine Grundregel sein (siehe folgenden Kasten).

OPC-Regel 1:

OPC und Vitamin C immer zusammen einnehmen!

Da wir schon bei Regeln sind, möchte ich Sie gleich noch auf eine zweite Regel hinweisen, die sich aus der Proteinaffinität von OPC ableitet. OPC erkennt Proteine und heftet sich sofort an diese. Allerdings unterscheidet es nicht zwischen körpereigenen Proteinen und solchen, die von außen mit der Nahrung eingenommen werden. Wenn wir wollen, dass OPC die Proteinstrukturen des Körpers schützt, dürfen wir es nicht gleichzeitig mit Proteinen einnehmen. Das OPC würde sich beispielsweise an Proteinmoleküle von Milch o.ä. heften, wäre somit als Schutz für den Körper verloren. Um eine solche Verschwendung zu vermeiden, sollte man also unbedingt die zweite Grundregel beachten (siehe folgenden Kasten).

OPC-Regel 2:
OPC nie gleichzeitig mit Proteinen einnehmen!

Zwischen der Einnahme von OPC und einer proteinhaltigen Mahlzeit, einem Glas Milch oder einem Milchkaffee sollte mindestens eine halbe Stunde, besser eine Stunde verstreichen. Empfehlenswert ist die Einnahme von OPC direkt nach dem Aufwachen für denjenigen, der sich ohnehin bis zum Frühstück Zeit lässt. Wer jedoch sofort frühstückt, sollte OPC eine Stunde später zusammen mit Vitamin C einnehmen, etwa mit frisch gepresstem Orangensaft, dem man noch Vitamin-C-Pulver hinzusetzt, z.B. einen halben Teelöffel Acerolapulver.

OPC und Schönheit

Der Begriff »Kollagen« ist vor allem aus dem Bereich der Kosmetik bekannt. Cremes werden häufig damit beworben, dass sie kollagenhaltig sind bzw. Kollagen schützen und aufbauen.
Da OPC Kollagen und Elastin schützt, erhält es

die Haut elastisch und glatt. Am besten überprüfen Sie dies am eigenen Körper (siehe folgenden Kasten).

Test: Wirkung von OPC auf die Haut

Nehmen Sie zwei Tage lang jeweils 300 mg (maximal 500 mg) OPC ein und beobachten Sie in den folgenden Tagen Ihre Haut. Sie werden feststellen, dass sie weicher, elastischer, glatter wird, an den Händen, im Gesicht, überall am Körper.

Die regelmäßige Einnahme von OPC hält die Haut länger jung und straff. Man benötigt weniger Hand-, Körper- und Gesichtscreme, und selbst Hausfrauenhände, die durch Gartenarbeit, Putz- und Spülwasser stark beansprucht werden, erholen sich erstaunlich schnell.
Die positive Wirkung von OPC auf die Haut wird durch den Zusatz von OPC in Cremes verstärkt. Eine äußerliche Anwendung ist durchaus möglich und wirksam. Die hauptsächliche Wirkung entfaltet sich jedoch von innen, d.h. durch die regelmäßige Einnahme von OPC. Die ergänzende äußere Anwendung bietet zusätzlichen Schutz vor Entzündungen, Sonnenbrand und anderen Auswirkungen freier Radikale auf die Haut und unterstützt eine jugendliche Hautglätte.

Sie können OPC-haltige Cremes kaufen (auf französischen Produkten taucht oft der Begriff »oligomer« auf, ein Hinweis auf OPC-Gehalt). Oder Sie bereiten sich Ihre OPC-Creme selbst zu, beispielsweise indem Sie OPC-Pulver (aus Kapseln) in Ihre Gesichts- oder Körpercreme einrühren.

→ Ausführliche Erläuterungen hierzu finden Sie in dem Kapitel »OPC-haltige Kosmetik – selbst gemacht« in »Gesund länger leben durch OPC«, S. 141ff.

OPC und Hautkrankheiten

Über die alltägliche Hautpflege hinaus hilft OPC auch bei Hautkrankheiten und Hautschäden. Es gibt eine Reihe von dokumentierten Praxisfällen, in denen OPC das rettende Mittel war, wenn nichts anderes half, oder in denen es deutliche Linderung und sogar Heilung brachte. Hierzu gehören

- *offene Beine*: heilten nach der Einnahme von OPC
- *Ekzeme*: wurden gelindert und verschwanden
- *Juckreiz*: wurde gestoppt; blutiges Kratzen hörte auf
- *Neurodermitis*: konnte gelindert werden;

Schübe traten seltener auf und verliefen harmloser und ohne Entzündungen

- *extreme Hauttrockenheit*: Haut regulierte sich; wurde glatter
- *Akne*: Entzündungsprozesse wurden verlangsamt; Haut entgiftet und geglättet
- *starke Pigmentierung*: wurde schwächer
- *Sonnenbrand*: konnte vorbeugend vermieden bzw. rasch geheilt werden
- *Strahlenschäden*: konnten vorbeugend vermieden werden

→ Die einzelnen Hautkrankheiten sowie ausführliche Fallbeispiele sind in »Gesund länger leben durch OPC« dargestellt, Kapitel »Der gezielte Einsatz von OPC bei Hautproblemen«.

OPC ALS ANTIOXIDANS

Nachdem sich OPC in Frankreich längst als Gefäßschutzmittel durchgesetzt hatte, entdeckte Masquelier eine weitere, ebenso bedeutsame Eigenschaft von OPC: die antioxidative. Antioxidanzien sind mächtige Bekämpfer von freien Radikalen. Um ihre Bedeutung für die Gesundheit zu erfassen, muss man wissen, was freie Radikale sind und was sie im Körper anrichten.

Was sind freie Radikale?

Freie Radikale sind keine politischen Extremisten oder Anhänger einer bestimmten Weltanschauung. Vielmehr ist dieser Begriff der Chemie zugehörig und bezeichnet dort Sauerstoffmoleküle, und zwar solche, die entgleist und aufgrund einer Störung zu aggressiven Sauerstoffradikalen geworden sind.
In der Regel verbindet man mit Sauerstoff etwas Positives, etwas, das der Mensch zum Leben braucht. Zu einer gesunden Lebensweise gehört, dass man »gute«, d.h. mit Sauerstoff angereicherte Luft atmet. Ohne Sauerstoff könnte der Mensch nicht leben. Aber Sauerstoff kann auch gefährlich und sogar lebensbedrohlich werden, dann nämlich, wenn er radikal wird.

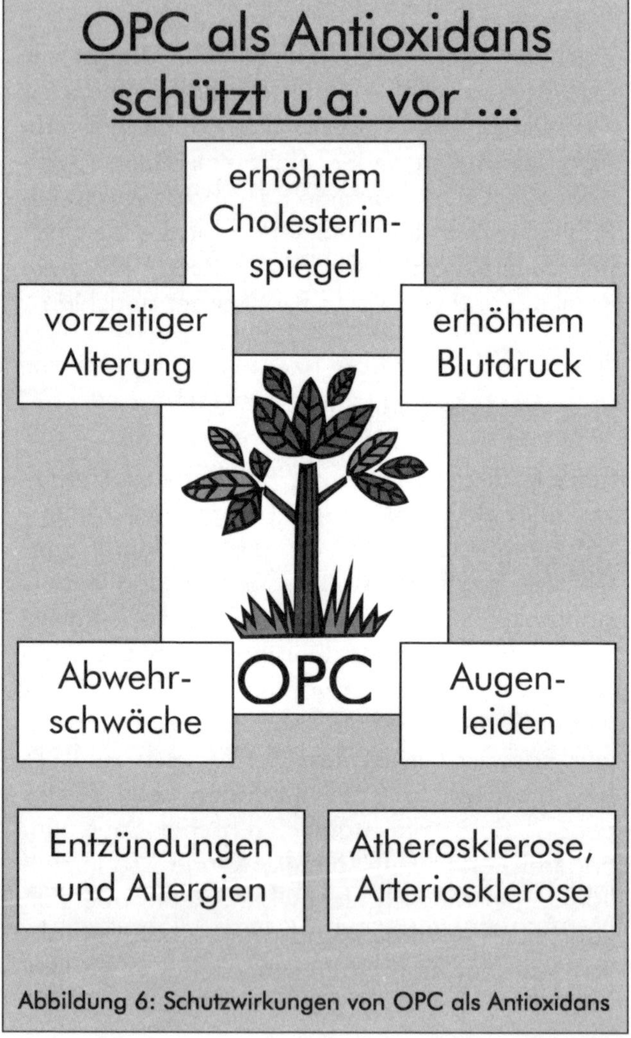

Abbildung 6: Schutzwirkungen von OPC als Antioxidans

Wie wird Sauerstoff radikal?

Unter bestimmten schädlichen Einflüssen wird einem Sauerstoffmolekül ein Elektron entrissen. Dadurch hat es ein Elektron zu wenig und verliert seine Stabilität. Um diese wieder zu erlangen, reißt es einem benachbarten Molekül ein Elektron heraus und verleibt es sich ein. Nun aber braucht das Nachbarmolekül einen Ausgleich und sucht ebenfalls auf »radikale« Weise durch die Verbindung mit anderen Molekülen das verlorene Elektron zu ersetzen. So entsteht eine schnelle und extrem aggressive Kettenreaktion, bei der hochreaktive Sauerstoffradikale Oxidationsprozesse beschleunigen.

Was ist Oxidation?

Oxidation nennt man die Verbindung von Sauerstoff mit anderen Substanzen. Wenn Butter unter dem Einfluss von Licht und Sauerstoff ranzig wird oder wenn Eisen unter dem Einfluss von Wasser und Sauerstoff rostet, dann gehen diese Prozesse auf Oxidation zurück. Auch unser Altern ist eine Folge der natürlichen Oxidation: Trifft Sauerstoff auf die fetthaltigen Wände (Membranen) zwischen unseren Körperzellen, so oxidiert das Fett, die Membranen verlieren ihre Elastizität und Durchlässigkeit, Nährstoffe

können nicht mehr in die Zellen hineingelangen und diese sterben ab.
Oxidation ist unvermeidlich und natürlich. Zu einem geringen Prozentsatz braucht der Körper radikale Sauerstoffmoleküle, die wichtige Entgiftungsaufgaben in den Zellen übernehmen. Aber wenn zu viele dieser »freien Radikale« im Körper unterwegs sind, altern wir nicht nur schneller, sondern wir werden krank. Wegen ihrer oxidierenden Wirkung werden freie Radikale auch Oxidanzien genannt.

Gefahr durch freie Radikale für den Körper

Mittlerweile gelten die freien Radikale als die gefährlichsten Angreifer unseres Immunsystems und werden für chronische Krankheiten wie Krebs, Herz-Kreislauf-Erkrankungen, Allergien, Grauer Star u.v.m. verantwortlich gemacht. Sie legen die natürlichen Verteidigungssysteme unseres Körpers lahm.
Das gelingt ihnen immer besser, je älter wir werden. In unserer Jugend reichen die körpereigenen Schutzsysteme in der Regel noch aus, doch ab einem gewissen Alter brechen sie zusammen. Die meisten chronischen Verschleiß- oder Erschöpfungskrankheiten machen sich ab dem vierzigsten Lebensjahr bemerkbar, dann nämlich, wenn die freien Radikale im Körper

auf keinen Widerstand mehr stoßen und hemmungslos ihren zerstörerischen Angriff vor allem auf Blutgefäße und Gewebe ausführen können.

Freie Radikale greifen das Immunsystem an und lösen vielfältige Krankheiten und Beschwerden aus:

- Herz-Kreislauf-Erkrankungen
- Krebs
- Rheuma
- Diabetes
- Hepatitis
- Nierenversagen
- Entzündungen
- Allergien
- Bluthochdruck
- Grauer Star
- Parkinson
- Alzheimer
- Immunschwäche
- Erschöpfung usw.

Gefürchtet ist die Wirkung der freien Radikale in unserem Körper wegen ihrer heftigen Angriffe auf das Immunsystem, wodurch sie schlimme und chronische Krankheiten verursachen können.

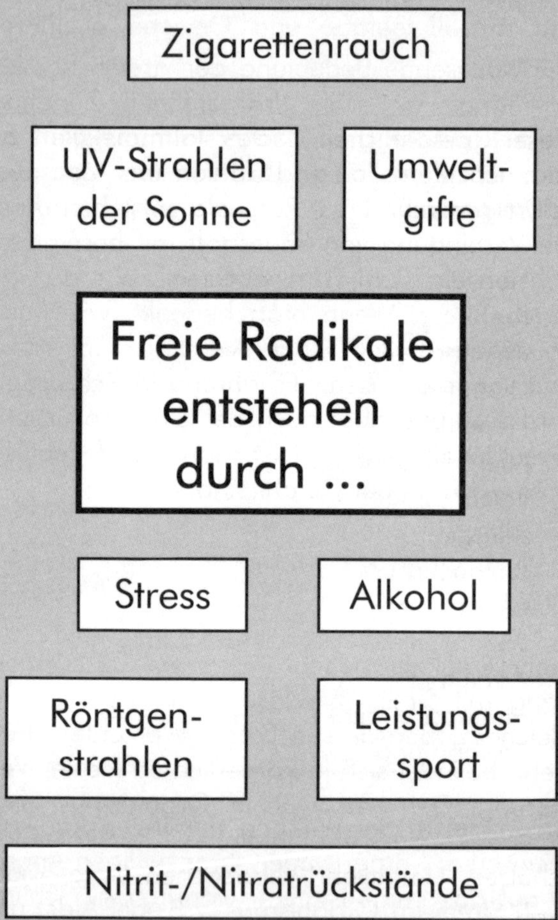
Zigarettenrauch
UV-Strahlen der Sonne
Umwelt-gifte
Freie Radikale entstehen durch ...
Stress
Alkohol
Röntgen-strahlen
Leistungs-sport
Nitrit-/Nitratrückstände

Abbildung 7: Auslöser von freien Radikalen

Warum ist das Thema »freie Radikale« in den letzten Jahrzehnten so wichtig geworden?

Die wachsende Bedeutung der »freien Radikale« hängt mit einer dramatischen Zunahme dieser gefährlichen Sauerstoffmoleküle zusammen. Zum Teil sind sie von uns Menschen selbst gemacht. Freie Radikale entstehen durch die Verbindung von Sauerstoff mit bestimmten Substanzen, z.B. Umweltgiften, ebenso wie durch Stress. Wenn man bedenkt, wie vielen Tausenden Giften wir in Atemluft, Trinkwasser und sogar in unserer Ernährung täglich ausgesetzt sind und dass auch der Stress in unserer Gesellschaft gestiegen ist, dann wird deutlich, dass wir in großer Gefahr sind.

Stress

Freie Radikale stehen in engem Zusammenhang mit Stress: Sie lösen ihn aus und sind gleichermaßen dessen Folge. Wer unter Stress steht, befindet sich in körperlich schlechter Verfassung. Der geschwächte Organismus kann sich gegenüber dem Einfall freier Radikale nicht schützen. Umgekehrt verursachen diese oxidativen Stress im Organismus, z.B. bei Aids, und somit ist ein gefährlicher Kreislauf in Gang gesetzt.

In unserer schnelllebigen Zeit gibt es kaum jemanden, der nicht über Stress stöhnt. Berufliche und schulische Anforderungen, Prüfungen und Leistungsschauen in allen Bereichen, Verlust eines Menschen, Krankheit, Umzug, Verlust des Arbeitsplatzes oder die Angst davor, all dies sind Stressauslöser, und selbst kleine Kinder sind davor nicht gefeit.
Mit einer Studie hat der amerikanische Wissenschaftler Thomas H. Holmes bewiesen, dass es einen direkten Zusammenhang zwischen Stress und Krankheitsentwicklung gibt. Einzelne Stressursachen, so genannte Stressoren, haben unterschiedliche Wertigkeiten: Verliert man den Ehepartner, ist der Stressfaktor ungleich größer, als wenn man sich etwa über einen Kollegen ärgert. Je mehr solcher Stresssituationen auftauchen, desto größer ist das Risiko, krank zu werden.
Holmes hat eine Liste zusammengestellt, in denen die einzelnen Stressfaktoren mit den dazugehörigen Stresspunkten in eine Stressrangfolge gestellt wurden. Sogar erfreuliche Anlässe können offenbar Stress erzeugen.

Stressauslösende Ereignisse

Stressanlass	Stresspunkte
Tod des Ehepartners	100
Scheidung	73
Trennung	65
Gefängnisstrafe	63
Tod eines nahen Angehörigen	63
Körperverletzung/Krankheit	53
Heirat	50
Verlust des Arbeitsplatzes	47
Aussöhnung der Ehepartner	45
Pensionierung	45
Erkrankung eines Angehörigen	44
Schwangerschaft	40
sexuelle Probleme	39
Nachwuchs	39
Veränderung der finanziellen Verhältnisse	39
Tod eines nahen Freundes	37
beruflicher Wechsel	36
Ehekrach	36
Hypothekenschuld	31
neuer Aufgabenbereich im Beruf	29
Kind verlässt das Haus	29
Probleme mit angeheirateten Verwandten	29
herausragende eigene Leistung	28
Ehefrau fängt wieder an oder hört auf zu arbeiten	26

Schulbeginn oder -abschluss	26
Umstellung von Gewohnheiten	25
Ärger mit Vorgesetzten	24
veränderte Arbeitszeiten	20
veränderte Arbeitsbedingungen	20
Umzug	20
Schulwechsel	20
veränderte Freizeitgestaltung	19
Veränderung der sozialen Gewohnheiten	19
kleines Darlehen	17
veränderte Schlafgewohnheiten	16
Änderungen bei Familientreffen	15
veränderte Essgewohnheiten	15
Urlaub	13
geringfügiger Gesetzesverstoß	11

Umweltgifte

Allein in der Atemluft und im Trinkwasser befinden sich Tausende verschiedener chemischer Gifte. Autoabgase, Zigarettenrauch, Ausdünstungen diverser Reinigungsmittel, Konservierungsmittel, synthetische Süßstoffe, Farbzusätze, Geschmacksverstärker und was es dergleichen mehr an Nahrungszusätzen in Fertiggerichten und anderen so genannten Lebensmitteln gibt; außerdem Insektizide, Pestizide, Düngemittel,

Schwermetalle ... Die Liste ließe sich fast beliebig fortsetzen. Und jedes dieser Gifte belastet unseren Organismus.

Strahlenbelastungen

Starke Sonnenbestrahlung, Radioaktivität, kosmische und Erdstrahlen und auch die vielen nieder- und hochfrequenten Strahlen der diversen modernen Geräte setzen den Körper unter einen kaum noch zu verkraftenden Strahlenbeschuss, der heftigste Oxidationsprozesse auslöst. Auch Röntgenstrahlen zählen zu dieser Liste.

Experiment:
Die Wirkung von freien Radikalen

Stellen Sie einen Teller auf ein Blatt Zeitungspapier mittags in die Sonne. Nach drei Stunden entfernen Sie den Teller und stellen fest: Die von dem Teller abgedeckte Stelle weist die normale helle Färbung auf, die die Zeitung auch drei Stunden zuvor hatte, während der Bereich, welcher der Sonne ausgesetzt war, deutlich gelber geworden ist. Die Verbindung von Sonne und Sauerstoff hat die Alterung des Zeitungspapiers rapide beschleunigt, und zwar um das 300 000-fache!

Unser Organismus muss sich heutzutage mit einer großen Anzahl an schädlichen Belastungen auseinandersetzen, und nicht selten erschöpft sich das Immunsystem bei dieser schweren Aufgabe und lässt zu, dass der Körper krank wird.
Der Beginn einer Krankheit kann einen ganz banalen, unscheinbaren Anlass haben: Ein zufälliger Einfluss – zum Beispiel Sonnenstrahlen oder Zigarettenrauch – lässt ein freies Radikal entstehen, dieses produziert dann seinerseits ein neues freies Radikal und immer so weiter. Es kann somit der Beginn einer langwierigen Krankheit sein. Mit einem einfachen Experiment können Sie sich selbst von der Wirkung überzeugen (siehe Kasten, S. 71).

Was sind die Angriffsziele der freien Radikale?

Bevor ich näher auf die Frage eingehe, was OPC mit freien Radikalen zu tun hat, lassen Sie mich noch einen wichtigen Punkt zur Sprache bringen: Welche sind die genauen Angriffsziele der freien Radikale im Körper? Erst wenn man diese kennt, kann man ermessen, welche Bedeutung die Antioxidanzien – und insbesondere OPC – haben.

Wogegen richten sich die radikalen Angriffe im Körper?

1. die mehrfach ungesättigten Fettsäuren, Bestandteile aller Zellmembranen
2. das Bindegewebe (Kollagen und Elastin)
3. die DNS, Träger unseres genetischen Programms
4. zahlreiche »präkanzerogene« Moleküle
5. Substanzen aus synthetischen Arznei- oder Nahrungsmitteln, auch Alkohol

Freie Radikale beschädigen, verletzen bzw. verändern folgende Bereiche (siehe auch voranstehenden Kasten):

1. Zellmembranen (Zellzwischenwände)

Die Membranen, welche die einzelnen Zellen voneinander trennen, enthalten mehrfach ungesättigte Fettsäuren. Sie sorgen dafür, dass die Zellzwischenwände flüssig bleiben. Nur in flüssigem Zustand sind diese durchlässig und erlauben die Aufnahme von Nährstoffen und Sauerstoff in die Zelle.
Freie Radikale greifen vorzugsweise diese

mehrfach ungesättigten Fettsäuren an. Dadurch werden die Zellmembranen hart und erlauben keinen Stoffwechselaustausch mehr. Die Zellen können nicht mehr ernährt werden und sterben ab.

2. Bindegewebe

Kollagen und Elastin, die das Bindegewebe aufbauen, werden angegriffen. Alterungsprozesse werden hierdurch beschleunigt. Dies betrifft nicht nur die äußere Erscheinung des Körpers, an der man den Abbau leider sehr deutlich ablesen kann, sondern auch den gesamten Blutkreislauf, die Kapillaren, Arterien, Venen und Lymphgefäße.

3. DNS, Träger unseres genetischen Programms

Die DNS verändert sich unter dem Einfluss von freien Radikalen, was zu einer fehlerhaften Proteinsynthese führt.

4. »Präkanzerogene« Moleküle

Hierunter versteht man Moleküle, die noch nicht krebserregende Eigenschaften angenommen haben und sich daher noch in einem ungefährlichen Zustand befinden. Treffen freie

Radikale auf sie, werden sie gefährlich und es können sich Tumore entwickeln.

5. Alkohol und andere Substanzen

Große, sperrige Moleküle – wie von Alkohol, bestimmten synthetischen Medikamenten oder Nahrungsmitteln – kann der Organismus nur mit Hilfe der aggressiven freien Radikale aufspalten und ausscheiden. Trinkt man also viel Alkohol, werden vermehrt freie Radikale gebildet. Diese zerkleinern aber nicht nur die Alkoholmoleküle, sondern greifen ziellos die umliegenden Gewebe an. Die bekannten zerstörerischen Folgen hohen Alkoholkonsums gehen auf die freien Radikale und ihre vernichtenden Wirkungen im Organismus zurück.

Welche Krankheiten lösen freie Radikale aus?

Freie Radikale beschleunigen den Gewebeverfall und somit Alterungsprozesse.
Freie Radikale sind verantwortlich für einen beschleunigten Verlauf bestimmter degenerativer Krankheiten wie:

- Atemwegserkrankungen
- Arteriosklerose
- Krebs

- Blutgefäßerkrankungen
- Diabetes
- Mukoviszidose
- Down-Syndrom (Mongolismus)
- Entzündungen, z.B. Hepatitis
- organische Gehirnerkrankungen
- Nierenversagen
- rheumatische Arthritis
- Alzheimer
- Parkinson

Was sind Antioxidanzien und wie schützen sie vor freien Radikalen?

Zum Glück sind wir den freien Radikalen nicht hilflos ausgeliefert. Die Natur stellt uns eine Reihe an Schutzmitteln zur Verfügung, unter denen die Antioxidanzien in unserer Ernährung eine wesentliche Rolle spielen. Sie sind sozusagen die natürlichen Gegenspieler der Sauerstoffradikale, indem sie den Körper vor Sauerstoffschäden schützen und bereits eingetretene Schäden reparieren.
Wie schaffen sie das? Sie erinnern sich: Durch Stress oder Schadstoffeinwirkung geht einem Sauerstoffmolekül ein Elektron verloren, und es versucht sich dieses Elektron auf aggressive Weise wiederzubeschaffen. Damit ist es radikal geworden.

Antioxidanzien haben die Eigenschaft, Elektronen abzugeben, ohne selbst radikal zu werden. Sind Antioxidanzien in der Nähe vorhanden, kann also der radikale Oxidationsprozess bereits im Anfangsstadium gestoppt werden. Nichts anderes bedeutet ihr Name: Antioxidanzien sind Anti-Oxidationsmittel, Substanzen, die der Oxidation entgegenwirken. Durch ihr Auftreten werden krankhafte Prozesse an der Wurzel verhindert. Die oben genannten vielfältigen Krankheiten erhalten somit keinen Nährboden und können sich gar nicht erst entwickeln.

Woher kommen Antioxidanzien?

Auf den Organismus bezogen ist zwischen zwei Arten zu unterscheiden: Der Körper selbst produziert Antioxidanzien zu seinem eigenen Schutz. Daneben gibt es noch solche, die man mit der Nahrung aufnimmt.
Die vom Körper hergestellten Antioxidanzien sind vor allem vielfältige Enzyme und verwandte Stoffe, z.B. Bilirubin oder das Koenzym Q_{10}. Allerdings produziert der Körper mit zunehmendem Alter immer weniger Antioxidanzien, so dass man, je älter man wird, desto mehr Antioxidanzien einnehmen muss, um den Immunschutz zu erhalten. Aber auch in jungen Jahren kann der körpereigene Schutz nicht

ausreichen, wenn man ständig Umweltgiften ausgesetzt ist.

Die wichtigsten Antioxidanzien in unserer Ernährung sind Vitamin E (Tocopherol), Vitamin C (Ascorbinsäure), Selen, Beta-Carotin und OPC.

Antioxidanzien – die wichtigste Waffe gegen freie Radikale

im Körper:	i.d. Ernährung:
Enzyme (Superoxid-Dismutase, Katalase, Glutathion-Peroxidase) u.a.	*Vitamin C* (Ascorbinsäure), *Beta-Carotin*, *Vitamin E* (Tocopherol), das Spurenelement *Selen*, *OPC !*

Abbildung 8: Antioxidanzien in Körper und Ernährung

Ein Vitamin ist eine Substanz, die der Körper zum Überleben braucht, selbst aber nicht herstellen kann. Für die Körpergesundheit ist also die regelmäßige und ausreichende Zufuhr von Vitaminen erforderlich. Ohne Vitaminzufuhr stellen sich erst Mangelerkrankungen ein, anschließend der Tod.
Die einzelnen Vitamine wirken in unterschiedlichen Bereichen: Einige sind im wässrigen Milieu, andere im fettigen Milieu aktiv. Vitamin C ist wasserlöslich, während Vitamin E im fettlöslichen Bereich wirkt. Sie beide sind starke Antioxidanzien und zusätzlich auf unterschiedliche Aufgaben im Körper spezialisiert.

Vitamin C (Ascorbinsäure)

- Vitamin C schützt vor Oxidation: in Gehirn, Rückenmark und vielen anderen Körperbereichen.
- Vitamin C ist an der Bildung der roten Blutkörperchen sowie bestimmter Abwehrzellen beteiligt und stärkt somit das gesamte Immunsystem.
- Es ist unverzichtbar bei der Synthese von Kollagen, einem Gerüsteiweiß, das Haut, Gefäße, Gewebe, Knorpel, Knochen, Bänder und Zahnbein in Form hält.
- Es repariert beschädigte Gefäße und Bin-

degewebe und beschleunigt die Wundheilung.

- Vitamin C ist an allen Wachstumsvorgängen beteiligt.
- Vitamin C spielt bei der Produktion bestimmter Anti-Stress-Hormone eine wichtige Rolle.
- Es ist an der Resorption von Eisen aus der Nahrung und damit an der Sauerstoffversorgung aller Körperzellen beteiligt.
- Vitamin C ist am Fettstoffwechsel und damit an der Energieversorgung beteiligt.
- Es wird für die Leber- und Blutentgiftung benötigt. Unter seinem Einfluss können Umweltgifte und Medikamentenrückstände aus dem Körper ausgeschieden werden.
- Vitamin C schützt Cholesterin vor Oxidation und vermag zugleich den Fettsäuregehalt des Blutes zu senken. Hohe Dosen reduzieren die Gefahr der Thrombozytenaggregation (Verklumpung der Blutplättchen) und damit das Thromboserisiko.

Vitamin E (Tocopherol)

- Als starkes Antioxidans schützt Vitamin E die Zellmembranen vor den Angriffen der freien Radikale und vor Oxidation.
- Vitamin E reguliert den Cholesterinspiegel,

verhindert Ablagerungen in den Blutgefäßen und schützt so vor Arteriosklerose und den Folgeerkrankungen wie Schlaganfall und Herzinfarkt.

- Es wirkt sich positiv auf bestimmte Hormone, Körpergewebe und die Funktionsfähigkeit anderer Vitamine sowie von Enzymen im Organismus aus.
- Vitamin E verlangsamt den Zellalterungsprozess.
- Es hemmt die Thrombozytenaggregation (Verklumpung der Blutplättchen) und vermindert das Thromboserisiko.

Antioxidanzien in der Ernährung

Da wir Vitamine aus unserer Ernährung beziehen, kommt der heutzutage viel beschworenen »gesunden Ernährung« eine so große Bedeutung zu. Nahrungsmittel sollten möglichst frisch geerntet und unbehandelt sein, also aus kontrolliert biologischem Anbau entstammen. Die Hauptlieferanten von Antioxidanzien sind Getreide, Gemüse, Obst, Fleisch, Meeresfrüchte und Milchprodukte. Über die Antiradikalenwirkung hinaus sind die Antioxidanzien auf unterschiedliche Schutzfunktionen spezialisiert. So stärkt Vitamin C das Immunsystem, Vitamin E das Herz, Polyphenole (z.B. in grünem Tee) beugen Krebs vor, und Anthocyane (z.B. in Heidelbeeren) verbessern den Blutfluss.

Nahrungsmittel, die reich an Antioxidanzien sind:

Obst: Acerola-Kirschen, Äpfel, Erdbeeren, Hagebutten, Johannisbeeren, Mangos, Orangen, Papaya, Pfirsiche, Trauben, Sanddorn, Zitronen u.a.

Gemüse: Avocado, Blattsalate, Bohnen, Brokkoli, Fenchel, Grünkohl, Kartoffeln, Lauch, Meerrettich, Möhren, Paprika, Petersilie und andere Kräuter, Rosenkohl, Sauerkraut, Sellerie, Spinat, Tomaten, Sprossen, Keime u.a.

Getreide und Hülsenfrüchte: weiße Bohnen, gelbe Erbsen, Haferflocken, Linsen, Mais, Soja, Weizenvollkorn u.a.

Fisch, Fleisch und Milchprodukte

Unter all diesen wirkungsvollen Stoffen ragt einer aufgrund seiner besonderen Effektivität weit heraus: das Antioxidans OPC. Es vereint eine Reihe von besonderen Vorteilen, die es vor den anderen oben genannten Substanzen hervorhebt: OPC wirkt sowohl im wässrigen als auch im fettigen Bereich, und zwar um ein Vielfaches stärker als die dort jeweils spezialisierten Vitamine C und E.

Die besondere Stellung von OPC unter den Antioxidanzien

1985 bewies Masquelier, dass reines OPC im Vergleich zu anderen bekanntermaßen antioxidativ wirkenden Substanzen – wie verschiedenen Bioflavonoiden und Vitamin C – die mit Abstand stärkste Wirkung erzielt. Im Vergleich zu Vitamin C erbrachte OPC eine 18,4-fach stärkere Leistung.
Fast zeitgleich und unabhängig von Masquelier wurden japanische Forschungsergebnisse veröffentlicht, die zu folgendem Schluss kamen: Die antioxidative Wirkung von OPC erwies sich als 50-mal so stark wie die von Vitamin E! Somit war eine aufregende Entdeckung gemacht: OPC ist der stärkste natürliche Bekämpfer freier Radikale. Masquelier meldete OPC 1985 in dieser Eigenschaft als US-Patent an, 1987 wurde es tatsächlich als stärkstes bisher bekanntes pflanzliches Antioxidans patentiert.
→ Zum Vergleich zwischen OPC und anderen als antioxidativ geltenden Substanzen siehe »Gesund länger leben durch OPC«, v.a. S. 42, 57 und 140.

Interessant ist auch die Verteilung von OPC in Pflanzen: Dort kommt es vor allem an Stellen vor, wo Öle oxidieren können, z.B. im Traubenkern. In höchster Konzentration befinden sich OPC-Moleküle in der den Traubenkern umgebenden Hülle. Und was befindet sich im Inneren des Kerns? Es ist das für seinen Geschmack geschätzte Traubenkernöl. OPC bewahrt es vor der Oxidation. Mit anderen Worten: Indem wir OPC einnehmen, schützen wir uns mit derselben Substanz, die auch das Immunsystem der Pflanzen darstellt.

OPC und die französischen Pharma-Gesetze

Dass OPC in Frankreich nicht auch als wichtiges und wertvolles Antioxidans in den Apotheken verkauft wird, hängt mit den speziellen französischen Pharma-Gesetzen zusammen. Diese sehen vor, dass ein Arzneimittel, das für eine bestimmte Wirkung zugelassen wird, für immer ausschließlich zu diesem erstmals definierten Zweck eingesetzt werden darf. Spätere Entdeckungen von weiteren Wirkungen dieses Mittels dürfen dann nicht mehr berücksichtigt werden.
Zum besseren Verständnis hierzu ein Beispiel: Würde entdeckt werden, dass das als Kopfschmerzmittel berühmte Aspirin Aids heilen

kann (wie gesagt, das ist nur ein konstruiertes Beispiel!), so dürfte es trotzdem aufgrund der beschriebenen Gesetzgebung nicht als Aids-Arzneimittel verkauft werden.
Genauso verhält es sich mit OPC: Seine weitreichenden Wirkungen, die es wegen einer antioxidativen Kraft in vielen Bereichen des Organismus entfaltet, dürfen für seine Zulassung als Medikament in diesen Zusammenhängen nicht berücksichtigt werden, denn es wurde ja ein für allemal als ein Gefäßschutzmittel registriert.

Die wunderbaren Eigenschaften von OPC

- OPC wird zügig vom Körper aufgenommen und überall verteilt. Es bekämpft dort freie Radikale besonders schnell und schränkt deren Zerstörungspotential ein. Altersbedingten Verfallserscheinungen beugt es so wirkungsvoll vor.
- OPC bekämpft freie Radikale an vielen verschiedenen Einsatzorten im gesamten Organismus.
- OPC neutralisiert freie Radikale in unterschiedlichen Milieus: Es ist sowohl in Fett- als auch in Wasserphasen ein wirkungsvolles Antioxidans. Hierin unterscheidet es sich von allen anderen Antioxidanzien, die *ent-*

weder in einer fetten *oder* in einer wässrigen Umgebung tätig werden.

- Fast 20-mal stärker als Vitamin C neutralisiert OPC freie Radikale im Körper und verstärkt gleichzeitig die Vitamin-C-Wirkung.
- Ungefähr 50-mal stärker als Vitamin E neutralisiert es freie Radikale im Körper und verstärkt auch die Vitamin-E-Wirkung.
- Diese Vielseitigkeit macht OPC zu dem stärksten bekannten pflanzlichen »Radikalefänger«.

Einige Fakten über OPC

- OPC wird innerhalb von Minuten über die Mund- oder Magenschleimhaut ins Blut aufgenommen und zu allen Körpergeweben gebracht.
- OPC ist hundertprozentig bioverfügbar.
- Es ist wasserlöslich, kann aber auch im fetten Milieu aktiv werden.
- OPC geht sofort ins Blut über. Bereits nach zehn Minuten ist es dort nachweisbar. Seine höchste Konzentration im Blut erreicht es nach ca. 45 Minuten. Es wird im Körper innerhalb von 72 Stunden vollständig verbraucht.
- Wegen seiner geringen molekularen Größe passiert OPC ebenso wie Vitamin C die

Blut-Hirn- und Rückenmark-Schranke und entfaltet seine Wirkung auch an Stellen, die von den meisten Substanzen nicht erreicht werden.
- Bereits 24 Stunden nach der Einnahme von OPC hat sich die Widerstandsfähigkeit der Blutgefäße verdoppelt.

Was heißt »bioverfügbar«?

Die oben genannte Eigenschaft der hundertprozentigen Bioverfügbarkeit von OPC ist sehr selten und wertvoll. Bioverfügbar nennt man Substanzen, die über die Ernährung in den Körper gelangen und irgendwo im Magen-Darmtrakt die Schranke in die Blutbahn passieren. Erst in diesem Stadium findet Ernährung im eigentlichen Sinne statt. Solange die durch den Mund in den Körper gelangte Nahrung sich noch im Verdauungstrakt befindet, ist sie eigentlich noch nicht *im* Körper. Erst muss sie in ihre Teile zerlegt und in diesem zerkleinerten und aufgespalteten Zustand durch die Schleimhäute von Magen oder Darm in die Blutbahn gelangen. Man spricht dann von Stoffaustausch oder Resorption. Medizinisch gesehen ist erst dann die Nahrung in das Innere des Körpers gelangt, denn über das Blut werden die Nährstoffe in die Körperzellen transportiert.

Substanzen, die der Körper gut resorbieren kann, gelten als bioverfügbar. Viele Nahrungsmittel weisen eine Bioverfügbarkeit von 30 oder auch 50 Prozent auf. Das gilt als sehr gut. Eine Substanz wie OPC, die zu hundert Prozent in die Blutbahn gerät, ist eine Seltenheit. Jedes einzelne OPC-Molekül gelangt in die Blutbahn und von dort an alle Stellen des Körpers.

Überwindung der Blut-Hirn-Schranke

Eine weitere besondere Eigenschaft von OPC besteht darin, dass es die Blut-Hirn-Schranke überwindet. Diese Eigenschaft teilt es mit Vitamin C. Die Moleküle beider Substanzen sind klein genug, um die Schranke zum Gehirn zu passieren und dort ihre wohltuenden Wirkungen zu entfalten. Vom Gehirn gesteuerte Funktionen können durch OPC positiv beeinflusst werden, z.B. Erinnerungs-, Konzentrations- und Lernvermögen.
Vermutlich lassen sich aus dem gleichen Grund Krankheiten wie Alzheimer und Parkinson positiv beeinflussen, da OPC an genau den Stellen wirkt, wo im Gehirn – und übrigens auch im Rückenmark – Defekte auftreten.
Von einer günstigen OPC-Wirkung in solchen Zusammenhängen geht jedenfalls Professor

Masquelier aus. Wissenschaftliche Forschungsergebnisse hierzu stehen allerdings noch aus.

Warum OPC überall im Körper hilft

Die Darstellung der zerstörerischen Wirkung der freien Radikale überall im Körper macht deutlich, ein wie wichtiges Schutzmittel OPC ist. Es gelangt dort überallhin, es kommt schnell an, es ist zu hundert Prozent bioverfügbar, und es stoppt die durch die Radikale ausgelösten Krankheitsentwicklungen.

OPC setzt an einer Art Kreuzung im Körper an. Der Körper besteht zwar aus vielen verschiedenen Organen, aber im Grunde funktionieren sie alle ähnlich, denn letztlich geht alles auf die lebende Zelle zurück. Und wie stirbt die lebende Zelle? Sie geht durch Oxidation zugrunde, d.h. indem ihr Fett ranzig wird. Die Oxidation der Lipide in den Zellen verursacht deren Alterung. Aus diesem Grund steht die Oxidation von Fett am Beginn vieler sehr unterschiedlicher Beschwerden an den verschiedensten Stellen im Körper. Als ein enorm wirkungsvolles Antioxidans vermag OPC den Kampf gegen die Zellalterung überall im Körper erfolgreich zu führen.

Seine besondere Kraft hat es als Spezialist für Bindegewebe. Dank seiner kollagenschützenden Eigenschaft verhindert es verstärkt Zellwandveränderungen, die durch dauerhafte Angriffe der freien Radikale auf die Zellmembranen von Organen und Immunzellen stattfinden. OPC verhindert beispielsweise die Zerstörung der Gefäßmembranen in Magen, Darm, Gehirn, Atemwegen, Gelenken und an der Wirbelsäule und vermag so Degenerationserkrankungen in diesen Bereichen aufzuhalten oder sogar rückgängig zu machen. Einige Beispiele möchte ich Ihnen im nächsten Kapitel darstellen.

Vielfältige Anwendung von OPC als Antioxidans

Nach den bisherigen grundlegenden Darstellungen der Wirkweise von OPC kommen wir nun zu ausgewählten einzelnen Anwendungsgebieten. Besonders ausführlich soll hier der Zusammenhang von OPC und der Regulierung von Cholesterinwerten dargestellt werden und damit zusammenhängend der Schutz, den OPC bei Arteriosklerose und der Verhinderung von Infarkten bieten kann. Da diese Zusammenhänge alle auf die zerstörerische Wirkung von freien Radikalen und die Fähigkeit von OPC, diese zu neutralisieren, zurückgehen, seien sie hier exemplarisch im Detail dargestellt.

Regulierung von Cholesterinwerten

Cholesterin ist ein wasserunlösliches Fett, von dem in der menschlichen Leber täglich 1000 Milligramm hergestellt werden. Für die Körperzellen ist es lebenswichtig. Wenn es dort seine Aufgabe erfüllt hat, muss es entsorgt werden.
Als wasserunlösliches Fett ist es auch im Blutplasma nicht löslich. Dort kümmern sich Träger um seinen Verbleib. Diese Träger sind die Lipoproteine. Die LDLs (Low Densitiy-Lipoproteine) sorgen dafür, dass das Blutcholesterin aus

dem Blutplasma in die Gefäßwand wandert, und überlassen es dort den Zellen, aus denen die Arterienwand aufgebaut ist.
Nun nähert sich ein weiterer Träger, der das Cholesterin aus dieser Zelle abholt und zur Leber bringt, ein HDL (High Densitiy-Lipoprotein). Für die Beseitigung von verbrauchtem Cholesterin sind also zwei verschiedene Träger erforderlich, die nacheinander in Erscheinung treten. Zuerst zieht der eine (LDL) das Cholesterin aus dem Blutstrom und lagert es in der Wand ab, dann holt der andere (HDL) es dort heraus, um es in die Leber zu transportieren: Die Gefäßwand übernimmt die Rolle des vorübergehenden Aufnahmedepots. Wenn die Cholesterinentsorgung so funktioniert, sind die LDL- und HDL-Werte ziemlich ausgeglichen – ein gutes Zeichen (siehe Abbildung 9).

Abbildung 9 (Folgeseite): Funktionierende Cholesterin-Entsorgung. Die Abbildung zeigt ein Blutgefäß im Querschnitt. In der Gefäßwand befinden sich Zellen, in denen Cholesterin von einem LDL-Träger abgelagert wird. Dort wird es von einem HDL-Träger abgeholt. Dieser bringt das Cholesterin-Molekül zur Leber, von wo aus es aus dem Körper ausgeschieden wird.

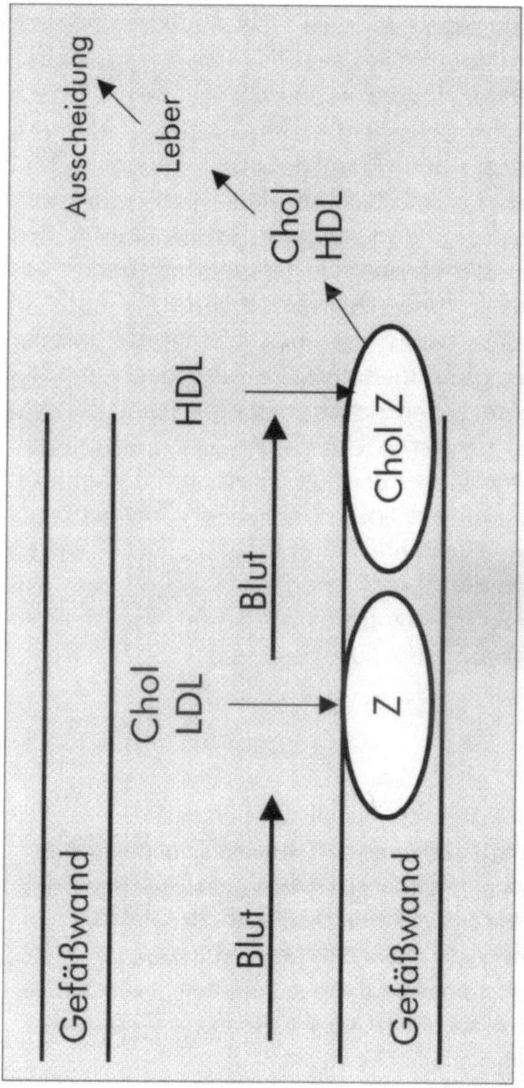
Gefäßwand
Blut
Chol
LDL
Z
Blut
HDL
Chol Z
Chol
HDL
Leber
Ausscheidung
Gefäßwand

Wenn dagegen zu viele freie Radikale zirkulieren, oxidiert das im Blutstrom befindliche LDL-Cholesterin. Daher kann das LDL sein Cholesterin nicht mehr in den Gefäßzellen ablagern, die als vorübergehendes Lager dienen sollten. Nun weiß das LDL-Cholesterin sich nicht mehr zu helfen. Es wird von den Lymphozyten, den weißen Blutkörperchen, aufgenommen. Das HDL-Cholesterin, das leer ankommt, findet in den Zellen nichts vor und verschwindet wieder leer. Die Ausscheidung des verbrauchten LDL-Cholesterins findet nicht statt.
Je mehr oxidiertes LDL-Cholesterin herumtreibt, desto mehr weiße Blutkörperchen findet man schließlich, die mit Cholesterin vollgepumpt sind, so genannte Schaumzellen. Diese setzen sich an der Gefäßinnenseite ab, an der das Blut entlangfließt und bilden dort ein Atherom (siehe Abbildung 10).

Abbildung 10 (Folgeseite): Gestörter Cholesterinabbau. Zunächst versucht der LDL-Träger, das Cholesterin in der Gefäßzelle zwischenzulagern. Nach der Oxidation ist das Molekül jedoch zu groß. Es wird von Lymphozyten aufgenommen. Viele dieser Lymphozyten ballen sich zu Schaumzellen zusammen, die sich in der Gefäßwand ablagern.

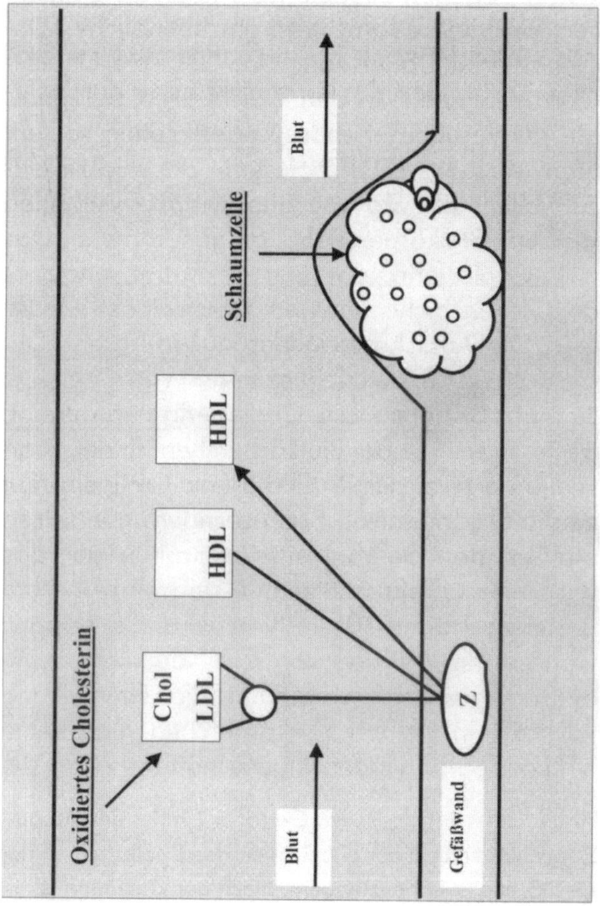
Oxidiertes Cholesterin
Chol
LDL
HDL
HDL
Schaumzelle
Blut
Blut
Gefäßwand
Z

So entsteht also eine Atherosklerose: Der Innenraum der Arterie wird verkleinert, so dass das normalerweise frei fließende Blut ins Stocken gerät. Gewebe kann nicht mehr durchblutet werden, z.B. die Herzkranzgefäße. Die Folge ist dann ein Infarkt. Gleiches gilt auch für die Kapillaren im Gehirn, wo ein Hirninfarkt, auch »Schlaganfall« genannt, droht.

Durch Cholesterinregulierung beugt OPC dem Infarkt vor.

Hier nun setzt die Wirkkraft von OPC ein. Da es die Oxidation von Fett verhindert, mindert es die Gefahr. Man kann sich also mit seiner Hilfe vor einem Infarkt schützen.
Bei dem Thema Cholesterin wird die doppelt wohltuende Wirkung von OPC deutlich. Seine antiradikale Kraft verhindert die Einlagerung von LDL in weißen Blutkörperchen, und seine kollagenaufbauenden Eigenschaften halten die Arterien intakt.

Arteriosklerose

Die Atherosklerose ist nicht zu verwechseln mit der Arteriosklerose. Diese ist ebenfalls eine Störung in den Gefäßen des Blutkreislaufs. Sie ist entscheidend an der Entstehung von Infarkten beteiligt. Wodurch unterscheidet sich die Arteriosklerose von der Atherosklerose? Die letztere geht, wie oben beschrieben, auf eine Fehlfunktion der Gefäßmechanik zurück. Immer mehr oxidiertes Cholesterin lagert sich *in* den Gefäßwänden ab (siehe Abbildung 10).

Bei der Arteriosklerose hingegen lagern sich Fett und Kalk von außen *an* der Innenseite der Gefäße ab, so dass diese starr werden und ihre Elastizität verlieren. Diese Elastizität ist aber unerlässlich, damit sich die Arterie dem sich verändernden Innendruck anpassen kann.

Arteriosklerose, die Erstarrung der Blutgefäße, hat häufig Bluthochdruck zur Folge. Dieser ist nicht selten ein Vorbote des Infarkts. Durch die immer enger werdenden Blutgefäße kann nicht mehr genug Blut transportiert werden. Die hinter den Verengungen liegenden Gewebe werden nicht ausreichend mit Sauerstoff versorgt. Ein nicht durchblutetes Gewebe erleidet einen Infarkt.

OPC verhindert Infarkt auch bei Arteriosklerose.

Bei der Arteriosklerose beugt OPC noch aufgrund einer anderen Fähigkeit dem drohenden Infarkt vor. Hier hängt seine rettende Rolle mit der antiradikalen Wirkung zusammen. Man hat nämlich Folgendes entdeckt: Der Infarkt kündigt sich oft in der Phase an, in der das zuvor unterversorgte Gewebe mit neuem Sauerstoff versorgt wird. Schlecht durchblutetes Gewebe erleidet einen großen Schaden. Dieser macht sich aber erst dann bemerkbar, wenn Sauerstoff zugeführt wird. Dann werden übermäßig viele freie Radikale freigesetzt, die den zuvor geschädigten Herzmuskel noch weiter schädigen, wodurch der Infarkt eintritt. OPC vermag die zusätzlichen freien Radikale in Schach zu halten und im entscheidenden Augenblick den Infarkt zu vermeiden.
Diese Beobachtung deckt sich auch mit den praktischen Erfahrungen. Häufig tritt der Infarkt nicht in einer Situation auf, wo der Betroffene großem Stress ausgesetzt ist, sondern erst danach, am Abend, am Wochenende oder im Urlaub. In solchen Entspannungszeiten wird der Herzmuskel wieder mit mehr Sauerstoff versorgt, der dann aber in Form von freien Radikalen zuschlägt.

Das Grundprinzip der antioxidativen Wirkweise von OPC

1. Gefährliche Entwicklungen im Organismus gehen auf die Oxidation von Fetten zurück, die sich überall im Körper befinden, weswegen sich auch überall Krankheiten entwickeln.
2. OPC verhindert krank machende Oxidationsprozesse, indem es der Entstehung freier Radikale vorbeugt – überall im Körper.
3. Da dieser Schutzmechanismus von OPC im gesamten Körper wirksam ist, wird auch überall die Blutzirkulation verbessert, was sich positiv auf die Sehkraft, das Bindegewebe, Gelenke, Schleimhäute, das Gedächtnis usw. auswirkt.

Sehkraft

Grauer Star

Die Linse des Auges enthält viel Kollagen. Da dieses zu den bevorzugten Angriffszielen der freien Radikale zählt, lässt mit zunehmendem Alter die Sehkraft nach. Die Linse wird trüber, und eine Erkrankung an Grauem Star kann drohen. Dieser kann operativ behandelt werden. Noch besser aber ist es natürlich, wenn man ihn gleich vermeidet, indem man das Kollagen der Augenlinse durch die regelmäßige Einnahme von OPC schützt.

Überanstrengung

OPC schützt die Augen ebenfalls vor Überanstrengung. Diese kann durch dauerhafte Bildschirmarbeit, häufiges Fernsehen, ungeschützte Sicht in helle Lichtquellen wie die Sonne entstehen – oder, im Gegenteil, durch zu wenig Licht, etwa bei Nachtarbeit oder regelmäßigem Aufenthalt in verdunkelten Räumen.
1988 wurde in Frankreich eine Studie durchgeführt. Nachtfahrer und Bildschirmarbeiter, deren Sehkraft geschwächt war, nahmen vier Wochen lang täglich 200 mg OPC ein. Das Ergebnis war, dass sich bei nahezu allen Teilnehmern die Sehkraft verbesserte.

Retinopathie

Die als »Retinopathie« bezeichnete Sehschwäche tritt speziell bei Diabetikern auf. Diese leiden unter dem Problem, dass die Gefäße im Körper eine erhöhte Durchlässigkeit aufweisen. Besonders dramatisch ist eine solche Porosität in den Augen, wo sowohl die Gefäßwände als

auch die Linse allmählich verfallen, so dass die Sehkraft doppelt angegriffen wird.
Eine Retinopathie erkennt man häufig an Blutungen und so genannten Exsudationen. Das sind flüssige Eiweißabsonderungen entzündlicher Prozesse, die mehr oder weniger stark den Augenhintergrund bedecken. Solche Absonderungen sind gefährlich. Sie können die Makula verändern und sogar zerstören. Diese ist das für die Sehschärfe zuständige Feld.
Der hilfreiche Einsatz von OPC bei Retinopathie ist durch eine Reihe von französischen Studien belegt. Mit der täglichen Einnahme von 160 bis 240 mg OPC konnten gute Ergebnisse bei der Behandlung verschiedener Augenerkrankungen erzielt werden, u.a. bei

- der Eales-Krankheit, die durch die Verstopfung der Netzhautvenen gekennzeichnet ist,
- Patienten, die schnell unter Blutungen in den Augen litten,
- diabetischer Retinopathie,
- Netzhautentzündung u.ä.

→ *Wissenschaftliche Untersuchungen sowie praktische Fallbeispiele finden Sie in »Gesund länger leben durch OPC«, Kapitel »Stärkung der Sehkraft durch OPC«.*

Denk-, Konzentrations- und Erinnerungsvermögen

Die Wirkung von OPC im Zusammenhang mit dem alterungsbedingten Gehirnzellenabbau ist auf zwei Faktoren zurückzuführen:

1. OPC stärkt die Blutgefäße und verbessert die Kapillaren. Dadurch kann das Blut im Gehirn besser zirkulieren. Umliegendes Gewebe wird besser durchblutet, es bleibt gesund und kann besser neu aufgebaut werden.
2. OPC kontrolliert die freien Radikale. Diese werden daran gehindert, die Zellen der kleinen Blutgefäße zu zerstören.

Eine gute Durchblutung ist enorm wichtig für die Leistungsfähigkeit des Gehirns. Wird unsere »Schaltzentrale« nicht ausreichend mit Sauerstoff versorgt, so kann dies zum Abbau der Gehirnzellen führen, was wiederum Vergesslichkeit, Konzentrationsschwäche, Lernstörungen usw. nach sich zieht.
Da OPC ein besonders kleines Molekül ist, vermag es die Blut-Hirn-Schranke zu passieren und sich im Gehirn selbst wohltuend zu entfalten. Es kann dort die Zerstörung der Zellwände von Nervengeweben verhindern und dem Abbau der Gehirnzellen entgegenwirken.

Dies betrifft nicht nur alte Menschen, auch Kinder sind zunehmend von derartigen Störungen betroffen, insbesondere von Beeinträchtigungen der Konzentrationsfähigkeit. Während meiner Vorträge wurde mir verschiedentlich von glücklichen Eltern versichert, dass OPC die Konzentrations- und Lernfähigkeit ihrer Kinder gestärkt habe, was sich nicht selten auch in deutlich verbesserten Schulnoten äußerte. Diese Beobachtungen werden durch professionelle Ergebnisse unterstützt.

→ In »Gesund länger leben durch OPC« sind einige erstaunliche Beispiele aus der Praxis aufgeführt sowie eine interessante Studie über den Einsatz von OPC bei hyperaktiven Kindern anstelle von Ritalin. Siehe dort den Abschnitt »Mit OPC gegen Konzentrations- und Lernstörungen«, S. 100ff.

Die Alzheimer Krankheit

Noch ist diese schreckliche Krankheit, bei der das Gehirn sich allmählich auflöst, nicht vollständig erforscht. Und auch die Frage, ob OPC einen positiven Effekt im Hinblick auf die Alzheimer Krankheit hat, lässt sich noch nicht klar beantworten. Interessant sind die Ergebnisse weltweiter epidemiologischer Untersuchungen über Weinkonsum und Ernährung: Es stellte

sich heraus, dass Alzheimer in solchen Gesellschaften am seltensten auftritt, in denen die Menschen es gewohnt sind, zur täglichen Mahlzeit eine geringe (!) Menge Rotwein zu sich zu nehmen.
Dieser Zusammenhang besteht ebenfalls für Herz-Kreislauf-Erkrankungen. Bekannt ist er unter dem Begriff »französisches Paradox«. Die gesundheitlichen Wirkungen des regelmäßigen, maßvollen Rotweinkonsums gehen, wie Professor Masquelier beweisen konnte, auf den hohen OPC-Gehalt im Rotwein zurück. Insofern liegt die Vermutung nahe, dass auch im Fall der Alzheimer Krankheit, bei der offenbar oxidativer Stress eine wichtige Rolle spielt, OPC hilft.
→ Das »französische Paradox« wird ausführlich behandelt in Teil I von »Gesund länger leben durch OPC«.

Entzündungen

Es gibt verschiedene Gründe für die Entstehung von Entzündungen im Körper. So lösen schädliche Stoffe, die durch Wunden, undichte Gefäße und bei mangelnder Immunabwehr in den Körper eindringen, an der jeweiligen Stelle eine Entzündung aus.
Auch durch freie Radikale können Entzündun-

gen hervorrufen werden. Das bewies Masquelier in einem eindrucksvollen Selbstversuch, bei dem er auch zeigen konnte, dass OPC die Entzündung verhindert.

→ Dieser Selbstversuch des OPC-Entdeckers wird ausführlich dargestellt in »Gesund länger leben durch OPC«, S. 114.

Zu Entzündungen zählen alle Krankheiten, die fachsprachlich auf -is bzw. -itis enden. Entzündliche Krankheiten, die OPC verhindern, lindern oder heilen kann, sind insbesondere die folgenden:

- Arthritis (Gelenkentzündung)
- Bronchitis (Bronchienentzündung)
- Gastritis (Magenschleimhautentzündung)
- Hepatitis (Leberentzündung)
- Meningitis (Hirnhautentzündung)
- Neurodermitis (»Juckflechte«, entzündliche Hauterkrankung)
- Parodentitis (Zahnfleischentzündung)
- Sinusitis (Stirnhöhlenentzündung)
- Zellulitis (Entzündung des Zellgewebes)

→ Zur immensen Bedeutung von OPC etwa für die Verhinderung von Magengeschwüren siehe »Gesund länger leben durch OPC«, S. 115ff.

Allergien

Entzündungen können dazu führen, dass Histamin und Bradykinin ausgeschüttet werden, die ihrerseits Entzündungen erregen und Allergien auslösen. Beide Krankheitsprozesse können sich gegenseitig bedingen und verstärken, also in einem unauflöslichen Kreislauf stehen. OPC vermag diesen zerstörerischen Kreislauf zu unterbrechen.
→ Dieser Mechanismus ist in »Gesund länger leben durch OPC« dargestellt, S. 114ff.

Das Anwendungsspektrum von OPC bei Allergien:

- Heuschnupfen (ausgelöst durch Pollen, Baumblüte, Gräser)
- Asthmatischer Husten
- Lebensmittelallergie
- Pilzsporenallergie
- Hausstauballergie
- Tierhaarallergie
- Bekleidungsallergie
- Insektenallergie
- Kontaktallergie
- Allergie gegen Schmuck mit bestimmten Legierungen
- Schimmelpilzallergie
- Sonnenallergie
- Wasserallergie

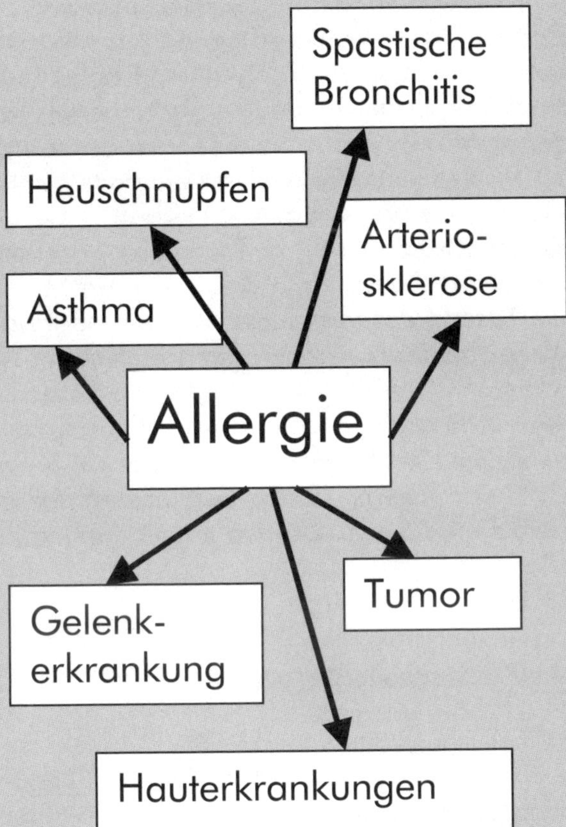

Abbildung 11: Allergische Folgeerkrankungen

Allergien sind ein weites Feld. Sie sind oft nur sehr schwer zu diagnostizieren, insbesondere sind ihre Auslöser, die so genannten Allergene, nur schwer zu erkennen. Während Heuschnupfen relativ eindeutig als Allergie eingestuft werden kann, gibt es Krankheiten, von denen man kaum vermutet, dass sie in bestimmten Fällen ebenfalls durch Allergene ausgelöst werden. Hierzu zählen auch Arteriosklerose, spastische Bronchitis, Gelenk- und Hauterkrankungen sowie Tumore.
Wegen dieser weit reichenden Bedeutung der Allergien ist der Einsatz von OPC für diesen Bereich nicht hoch genug einzuschätzen.
→ Zahlreiche Berichte von Betroffenen, die mit OPC ihre Allergie in den Griff bekommen haben, finden Sie in »Gesund länger leben durch OPC«.

Rheumatische Erkrankungen

Im Fall von Rheuma wirkt OPC doppelt: Zum einen schützt es die Knochen, Gelenke, Bänder, Sehnen und auch die Gelenkflüssigkeit vor dem kontinuierlichen Abbau, den der Angriff durch zerstörerische Enzyme bewirkt. Zum anderen wird dank Antiradikalenwirkung der »oxidative Stress« in Schach gehalten, der einem rheumatischen Entzündungsschub vorangeht.

Immunsystem

Unser Immunsystem ist besonderen Belastungen ausgesetzt: Umweltgiften in der Atemluft, im Trinkwasser und sogar in unserer Ernährung; Alkohol und Nikotin, Strahlen und Stress. Sie alle vermehren die Angriffe freier Radikaler auf unser Immunsystem, dessen Abwehrkräfte sich schnell erschöpfen. Die Anfälligkeit für diverse Krankheiten, insbesondere Infektionen, nimmt zu.
Dank seiner Antiradikalenwirkung stärkt OPC das Immunsystem und verhindert häufige Erkältungen sowie den Ausbruch von Krankheiten.

Erschöpfung

Mit einem geschwächten oder gar zusammenbrechenden Immunsystem hängt ein anderes Phänomen zusammen, das relativ modern ist: das so genannte »chronische Erschöpfungssyndrom« (CFS), von dem mittlerweile Millionen Deutsche betroffen sind, vor allem Frauen ab dem dritten oder vierten Lebensjahrzehnt.

Symptome des chronischen Erschöpfungssyndroms:

- Antriebslosigkeit
- Schlaf- und Konzentrationsstörungen
- chronische Erschöpfung und schnelles Ermüden
- Depressionen, Kopfschmerzen
- wandernde Gelenkschmerzen
- Infektanfälligkeit
- Lymphknotenschwellung u.a.

Nach OPC-Einnahme steigt oft die Vitalität der Menschen und diese und ähnliche Symptome verschwinden. OPC stabilisiert das Immunsystem und wirkt so auch der chronischen Erschöpfung entgegen.
→ Diesen Zusammenhang belegen eindrucksvoll viele der in »Gesund länger leben durch OPC« dargestellten Fallbeispiele. Eine ausführliche Darstellung des chronischen Erschöpfungssyndroms und seiner immunologischen Hintergründe finden Sie in meinem Buch »Das Schwarzkümmel Praxisbuch«. Bern, München, Wien 1997, S. 128ff.

Zahnkaries

Unter der Einwirkung einer bestimmten Mundflora und durch zuckerreiche Ernährung werden dem Zahnschmelz Mineralien entzogen, so dass sich kleine Risse bilden. Durch diese ge-

langen Keime in den Zahn und rufen Karies hervor. Dank seiner Proteinaffinität schützt OPC die Zähne und hemmt die Entwicklung schädlicher Bakterien, die den Zahnbelag bilden.
Diese Erfahrung ist verschiedenen Völkern, die in subtropischen Gegenden leben, bekannt. Die Indianer Perus halten ihre Zähne mit Hilfe von OPC in hervorragendem Zustand. Ihre effiziente Zahnpflege besteht darin, dass sie OPC-haltige Pflanzen kauen. So stimulieren sie mit der Rutanhia-Wurzel, die den höchsten Gehalt an OPC aufweist, ihr Zahnfleisch. Rutanhia-Mundwasser ist aus diesem Grund auch hierzulande erhältlich: Der OPC-Gehalt hemmt die Entwicklung von bakteriellem Zahnbelag. OPC schützt auch das Zahnfleisch und wirkt Entzündungen und Blutungen entgegen.
Westafrikanischen Ethnien, deren Mundgesundheit auffällig ist, ist die Vorliebe für das Kauen von Kola-Nüssen gemein. Und auch hier bestätigt sich der Zusammenhang: Kola-Nüsse, wegen ihrer belebenden Wirkung beliebt, haben einen hohen OPC-Gehalt, der die Menschen wirkungsvoll vor Karies schützt.
Für eine umfassende Mundhygiene ist neben dem Schutz durch OPC – ideal wäre ein OPC-haltiges Kaugummi, aber auch die Einnahme von OPC hilft – eine möglichst zuckerfreie Ernährung ebenso wichtig wie das mechanische Entfernen von Zahnbelägen durch regelmäßi-

ges Putzen, nach jeder Mahlzeit und vor allem auch nach zuckerhaltigen »Zwischenmahlzeiten« wie Schokoriegeln u.ä.

Hormonell bedingte Beschwerden

Schwankungen des Hormonzyklus rufen diverse Beschwerden hervor. Viele Frauen leiden unter dem Prämenstruellen Syndrom (PMS), das sich mit ganz unterschiedlichen Symptomen äußert.

Symptome des prämenstruellen Syndroms (PMS):

- Kopfschmerzen
- Migräne
- Depression
- Bauchschmerzen
- Rückenschmerzen
- Gereiztheit
- Heißhungeranfälle
- Wasserstauungen
- Gewichtszunahme
- Spannungsgefühl
- Brustempfindlichkeit

Hormonelle Schwankungen lösen ein Ungleichgewicht aus, das in der zweiten Zyklushälfte die genannten Symptome zur Folge hat,

meist zwischen zehn und vier Tagen vor der Menstruation.
OPC vermag das Hormonsystem zu harmonisieren und die Beschwerden zu lindern bzw. zu beheben. Auch Zyklusunregelmäßigkeiten und Regelschmerzen konnten durch OPC behoben werden.
Die Ergebnisse einer Studie zu diesem Thema sowie praktische Beispiele finden Sie in »Gesund länger leben durch OPC«, S. 128ff.

Tumorprävention

Um es vorneweg zu sagen: Wissenschaftliche, systematische Untersuchungen zum Zusammenhang zwischen Krebsprävention und OPC stehen aus. Professor Masquelier hat sich zu diesem Thema nie öffentlich geäußert, da er es für unverantwortlich hielt, falsche Hoffnungen zu wecken.
Bekannt ist allerdings, dass freie Sauerstoffradikale zur Auslösung von Tumoren beitragen. Dieser Zusammenhang ist in Masqueliers US-Antiradikalenpatent von 1987 nachzulesen: »Wegen ihrer starken Antiradikalenwirkung in Verbindung mit ihrer schnellen Verbreitung im Bindegewebe sind Procyanidine [d.h. OPC] daher als Schutzstoff gegenüber den Gefahren einer Krebsentwicklung durch chemische, phy-

sische (ionisierende Strahlung) oder biologische (onkogene) Wirkstoffe indiziert.«
Erst durch die Einwirkung freier Radikale wird die krebserregende Wirkung vieler Substanzen deutlich. Wegen seiner Fähigkeit, freie Radikale zu entschärfen, ist OPC also als wirkungsvolles Mittel zur Vorbeugung solcher Prozesse zu sehen.

Alterung

OPC wird auch als das »Anti-Alterungs-Vitamin« bezeichnet. Reine Werbesprache – oder steckt mehr dahinter?
Der Alterungsprozess findet in unserem ganzen Körper statt. Äußerlich sichtbare Falten spiegeln wider, wie es im Körper aussieht: Auch innere Strukturen, Organe werden faltig und verbraucht. Schützen muss man sich vor allem vor dem inneren Verfall.
Unser natürliches Altern geht auf Oxidation unserer Zellfette zurück. Diese Prozesse lassen sich, wie oben ausführlich dargestellt, durch die Einnahme von OPC verlangsamen. Das bedeutet jedoch nicht, dass wir dank OPC unsterblich werden. Und auch die Hoffnung, zweihundert Jahre alt zu werden, sollten Sie schnell aufgeben, denn unsere DNS sieht, wie man mittlerweile erforscht hat, nicht mehr als

eine Lebensspanne von ungefähr 120 Jahren vor.
Noch wird weltweit kaum jemand so alt. Mit anderen Worten: Wir verfügen genetisch über ein Band, das wir sehr viel länger abspielen könnten, als wir es derzeit tun. Was hindert uns bisher daran?
Unsere Lebensspanne wird vor allem verkürzt durch die freien Radikale – sieht man einmal von Unfällen, Alkoholexzessen (die ja auch in großer Menge freie Radikale auslösen) und Krankheiten ab. Gelingt es uns, diese Faktoren eines zu frühen Todes auszuschalten, so bleiben nur die freien Radikale – und mit denen können wir dank OPC ganz gut fertig werden.
OPC kann uns dabei helfen, unser Lebensband voll abzuspielen, und zwar unter günstigen Bedingungen, nämlich in Vitalität und Gesundheit, die uns ein erfülltes und selbstbestimmtes Leben bis ins hohe Alter ermöglichen.

Alkoholismus

Ein Wort zum Problem des Alkoholismus: Alkohol ist ein Gift. Er besteht aus großen, sperrigen Molekülen, die der Körper nicht problemlos aus den Zellen, insbesondere aus der Leber, zu entfernen vermag. Hierzu bildet er freie Radikale, die so aggressiv sind, dass sie

auch bei der Alkoholentsorgung helfen. Allerdings schießen sie über ihr Ziel hinaus, greifen also auch die Körperzellen an. Hoher Alkoholkonsum schafft folglich Kriegsschauplätze im Körper, auf denen schlimme Zerstörungen hinterlassen werden und der Mensch immer eine Niederlage erleidet.
OPC vermag bei exzessiven Trinkern Organschädigungen zu verhindern. Die Einnahme von OPC-Präparaten bietet also einen gewissen Schutz gegen die schlimmsten Folgen des Alkoholismus – was allerdings nicht bedeutet, dass man sich ruhig weiter seiner Sucht hingeben darf, solange man nur genügend OPC zu sich nimmt.

Nikotinkonsum

Auch Zigarettenrauch ist ein Auslöser von freien Radikalen. Aktive Raucher und auch Passivraucher, also Nichtraucher, die den beim Rauchen entstehenden Zigarettenrauch in einem Zimmer einatmen, sind den Gefahren der Entstehung von Lungenkrebs ausgesetzt.
OPC hilft im Körper bei der Entschärfung der freien Radikale. Darüber hinaus sind Raucher in besonderer Weise auf die vermehrte Einnahme von Vitamin C angewiesen, da Nikotin Vitamin C vernichtet. Raucher brauchen sehr

viel höhere Mengen an Vitamin C als Nichtraucher.
Die kombinierte Einnahme von OPC und Vitamin C verleiht einen gewissen Schutz gegen die zerstörerischen Wirkungen des Rauchens. Allerdings möchte ich Raucher vor der irrigen Annahme warnen, fröhlich weiterrauchen zu können, solange sie genügend OPC und Vitamin C einnehmen. Im Zigarettenrauch sind giftige und krebserregende Stoffe, z.B. Teer, enthalten, die trotz OPC-Einnahme ihre gefährliche Wirkung entfalten. Die beste Lösung ist immer noch, mit dem Rauchen aufzuhören.

Rund um OPC: Praktische Hinweise zum Gebrauch

Wer sollte OPC einnehmen?

Die Antwort auf diese Frage lautet ganz einfach: jeder und jede, am besten von Kindheit an. So wie es selbstverständlich ist, dass wir uns ausreichend mit Vitamin C, A, E oder anderen Vitaminen versorgen, so selbstverständlich sollte es sein, dass wir auch den regelmäßigen Bedarf an OPC decken. OPC hält uns gesund und schützt uns vor den vielfältigen Angriffen durch Umweltgifte, Strahlen und Stress. Es schützt den gesamten Organismus und verhindert beschleunigtes Altern.
Für manche Menschen oder in bestimmten Situationen ist die Einnahme von OPC besonders wichtig. Die wichtigsten Nutzergruppen und Lebenssituationen werden im Folgenden aufgeführt.

OPC als Antioxidans bei gleichzeitiger Einnahme von mehrfach ungesättigten Ölen

Da mehrfach ungesättigte Öle zur Oxidation neigen, empfiehlt sich die zusätzliche Einnahme von OPC als Antioxidans. In vielen pflanzlichen

Ölen ist das fettlösliche Vitamin E bereits als Antioxidans zugesetzt.

Ältere Menschen

Da mit zunehmendem Alter die Produktion von körpereigenen Enzymen, die gegen Oxidation schützen, nachlässt, braucht man mehr von außen zugeführte Antioxidanzien. Wegen seiner starken Wirkkraft bietet sich OPC an.

Risikogruppen

Hierzu zählen Alkoholiker, Raucher, Menschen, die starker Sonneneinstrahlung ausgesetzt sind, und solche, die sich in besonderen Stresssituationen befinden.

Hochleistungssportler

Sie benötigen einen besonderen Schutz durch OPC, da sportliche Höchstleistungen häufig zu einer Unterversorgung der Muskeln mit Sauerstoff führen. Das wiederum zieht eine vermehrte Entstehung von freien Radikalen nach sich, wie dies auch für den Fall des Herzinfarkts beschrieben wurde (siehe S. 96f.).

Menschen, die sich häufig im Freien aufhalten

Falls Sie der letzte Punkt schon erstaunt hat – bislang waren Sie davon ausgegangen, dass Sport gesund ist, und den Hochleistungssport haben Sie wohl genauso eingestuft –, dann sind Sie jetzt vielleicht erst recht verblüfft. Immerhin ist der Aufenthalt im Freien verbunden mit Bewegung und dem Einatmen frischer Luft. Soweit trifft Ihre Ansicht zu.

Trotzdem brauchen Menschen, die sich beruflich oder aus anderen Gründen überwiegend draußen aufhalten, einen besonderen Schutz, und zwar vor Sonnenstrahlen. Wie das auf Seite 71 dargestellte Experiment zeigt, beschleunigt die Verbindung von Sauerstoff und Sonnenstrahlen die Alterung rasant. Dies gilt nicht nur für Zeitungspapier, sondern leider auch für die menschliche Haut.

Seeleuten, Bauern oder Gärtnern ist oft eine wettergegerbte, vorzeitig faltig gewordene Haut gemeinsam. Ihre Gesichter sehen oft älter, da faltiger aus, als sie tatsächlich sind. Dieser beschleunigten Alterung kann man durch regelmäßige OPC-Einnahme entgegenwirken, da OPC sowohl das Hautkollagen elastisch hält als auch die durch Einwirkung der Sonnenstrahlen entstehenden freien Radikale entschärft.

Wer sollte OPC einnehmen?
Jede und jeder!

OPC ist besonders wichtig

→ *bei gleichzeitiger Einnahme von mehrfach ungesättigten Ölen*

→ *für ältere Menschen*

→ *für Risikogruppen:*
- Raucher
- Menschen, die starker Sonneneinstrahlung ausgesetzt sind
- Alkoholiker
- Hochleistungssportler
- Menschen in Stress-Situationen

Notwendig ist solcher Schutz auch für Urlauber, die sich gern der Sonne aussetzen, am Strand ebenso wie im oder über dem Wasser oder bei langen Wanderungen. Bereits einige Tage vor dem Urlaub in südlichen Breiten sollte man mit einer hohen Dosis (400 bis 500 mg pro Tag) beginnen und diese Versorgung auch während des Aufenthalts dort beibehalten. Darüber hinaus gilt natürlich, dass man sich möglichst oft im Schatten aufhält und regelmäßig mit Hautschutzmitteln einreibt.

Anwendung und Dosierung

Prophylaktische Einnahme von OPC zur Erhaltung der Gesundheit

Wenn man gesund ist und diesen Zustand erhalten will, d.h. OPC zum Schutz der Gefäße und als Mittel gegen die freien Radikale einnimmt, geht man von dieser bewährten Formel aus:

1-2 mg pro Kilo Körpergewicht.

Diese Menge ist als Grundversorgung ausreichend. Kleinere, leichtere Menschen brauchen weniger, Menschen mit einem größeren Körpergewicht etwas mehr. Ein Beispiel: Ein 50 kg

schwerer Mensch ist mit 50 mg OPC am Tag ausreichend versorgt. Wer sich etwas Gutes tun will, verdoppelt die Menge.
Wenn Sie eine stressreiche Phase durchleben, können Sie Ihre Grunddosis für die Dauer der anstrengenden Zeit verdoppeln.
Zu Beginn der OPC-Einnahme empfiehlt es sich, für die Dauer von zehn Tagen die dreifache Menge der angestrebten Zielmenge einzunehmen. Hierdurch gewährleistet man eine Grundversorgung, bei der sämtliche Körpergewebe mit OPC angereichert werden. Wer beispielsweise plant, auf Dauer täglich 50 mg einzunehmen, der beginnt mit einer Dosis von 150 mg, die er nach der Anfangszeit dann entsprechend reduziert.
In sehr seltenen Fällen kommt es zu einer Art Erstverschlimmerung. Nach erster OPC-Einnahme fühlen sich manche Menschen unwohl oder müde, wie bei einer einsetzenden Grippe. Dieses Phänomen hängt mit der Aktivierung des im Körper gespeicherten Vitamin C zusammen, das seinerseits den Blutfluss verstärkt und zur Ausleitung von in den Zellen gelagerten Giftstoffen anregt. Das Unwohlgefühl erklärt sich dadurch, dass diese Giftstoffe mobilisiert wurden und sich auf dem Weg aus dem Körper heraus befinden. Sobald sie ausgeschieden sind, fühlt man sich wohl und deutlich vitaler als zuvor.

Mit anderen Worten: Eine solche Reaktion ist kein Anlass zur Besorgnis. Im Gegenteil, sie zeigt, dass der Körper von Schlacke und Giftstoffen befreit wird. Man sollte in dieser Situation nicht mit der Einnahme von OPC aufhören. Eventuell kann man die Dosis etwas vermindern.

Gezielte Einnahme bei Beschwerden

Bei gesundheitlichen Beschwerden erhöht man die Dosis. In wissenschaftlichen Untersuchungsreihen wurden gute bis sehr gute Behandlungserfolge bei den nachfolgend angeführten Dosierungen erzielt.
→ Diese Studien werden in »Gesund länger leben durch OPC« auf den Seiten 93f., 99, 100f., 104, 108 und 109f. dargestellt.

Tägliche Dosis bei Beschwerden

Krampfadern und Venenschwäche in den Beinen	150-300 mg
Juckreiz, »schwere Beine« und nächtliche Krämpfe	300 mg
Geplatzte Blutgefäße, Altersflecken, Blutungen	100-150 mg
Konzentrationsstörungen bei Kindern	ohne Angabe

Retinopathie	100 mg
Augenerkrankungen, die auf mangelnde Blutversorgung zurückgehen	100 mg
Rückgang verletzungsbedingter Ödeme (Schwellungen) bei Fußballern	200-400 mg
Verringerung bzw. beschleunigter Rückgang postoperativer Ödeme	300 mg
beschleunigte Heilung von Knochenbrüchen	400-500 mg
Hämorrhagien (innere Blutungen infolge Gefäßdurchlässigkeit)	bis 500 mg
hämorrhoidale Krisen	bis 500 mg

Zur Behandlung von Beschwerden reichen in der Regel 300 mg aus. Diese können beim Ausbruch einer allergischen, rheumatischen oder hämorrhoidalen Krise auf maximal 500 mg erhöht werden. Diese Dosis ist als Obergrenze bei der täglichen Einnahme von OPC anzusehen. Darüber hinausgehende Mengen kann der Körper nicht verarbeiten, sie wären somit verschwendet.

Nebenwirkungen?

Negative Nebenwirkungen konnten in all den Jahren wissenschaftlicher Erforschung nicht festgestellt werden. Umfangreiche Untersuchungen zur Toxizität (Giftigkeit) von OPC verliefen alle mit eindeutig negativem Ergebnis:

OPC ist vollkommen ungiftig!

Sowohl das Pariser Pasteur-Institut als auch das Huntington-Institut ermittelten: OPC ist

- nicht toxisch (giftig)
- nicht karzinogen (krebserregend)
- nicht mutagen (die Erbanlagen verändernd)

Testpersonen erhielten über einen Zeitraum von sechs Monaten 35 000 mg pro Tag verabreicht, das sind 35 g! Sie wiesen keinerlei negative Auswirkungen auf. Es steht indes zu vermuten, dass diese Menschen eine phantastisch glatte Haut hatten – was allerdings auch durch eine Dosis von maximal 500 mg pro Tag zu erreichen wäre (denn mehr kann, wie gesagt, unser Körper nicht verarbeiten).
Und doch gibt es einen Fall, bei dem die Einnahme von OPC kontraindiziert ist: Es handelt sich um Leukämie vor einer Transplantation. Dies hat indirekt mit OPC zu tun: mit seiner

Verstärkerwirkung auf Vitamin C. Leukämiekranke sollen möglichst wenig Vitamin C zu sich nehmen, da dieses die Bildung der Leukozyten fördert. Die aber werden im Fall von Leukämie in zu großer Zahl produziert, eine zusätzliche Förderung würde die Gefahr nur noch verstärken.

Qualität von OPC-Produkten

Professor Masquelier erarbeitete ein Verfahren, wie man aus Pflanzen möglichst hohe OPC-Anteile herauszieht. Mit seiner patentierten Methode lassen sich zwischen 85 und 90 Prozent bioaktive Substanzen gewinnen, also OPC-Moleküle und solche, die damit eng verwandt sind, wie z.B. Katechine. Dies sind bekanntlich die Substanzen, die etwa dem grünen Tee seine gesundheitsfördernde Wirkung verleihen. Der Extrakt, der neben den OPC-Molekülen auch Katechine enthält, ist besonders wirkungsvoll. Bei den nach Masqueliers Verfahren standardisierten Produkten liegt von den 85 bis 90 Prozent bioaktiven Substanzen der reine OPC-Anteil immer bei mindestens 65 Prozent.
Damit Sie sicher sein können, dass das von Ihnen erworbene OPC-Produkt von guter Qualität ist, lassen Sie sich am besten von Ihrem Händler schriftlich bestätigen, dass es nach

dem von Professor Masquelier entwickelten Verfahren hergestellt wurde.

Produktion nach ökologischen Kriterien

Beruhigend an der industriellen Gewinnung von OPC aus Pflanzen ist, dass diese nicht ausschließlich zu diesem Zweck geerntet oder – im Fall von Bäumen – gefällt werden müssen. Im Gegenteil: OPC wird aus so genannten »Nebenprodukten« gewonnen: aus Traubenkernen *(Vitis Vinifera)*, die bei der Wein- oder Saftherstellung übrig bleiben, oder aus der Rinde von Pinienbäumen *(Pinus maritima)*, die ohnehin zur Papierherstellung und Bauholzgewinnung gefällt werden. Sowohl Traubenkerne als auch Pinienrinde zeichnen sich dadurch aus, dass sie stark OPC-haltig sind. Das Verhältnis zwischen Aufwand und Ertrag bei der OPC-Extraktion erfüllt somit ökonomische wie auch ökologische Anforderungen.

Vorsicht vor »Mogelpackungen«

So wenig Vitamin C dasselbe wie Orangensaft oder Orangenkonzentrat ist, so wenig ist OPC identisch mit Pinienrinden- oder Traubenkernextrakt. Gerade unter letzterem Namen wurden in den vergangenen Jahren viele Produkte verkauft, die nicht durchweg von guter Qualität waren. Der OPC-Gehalt in einem so genannten Traubenkernextrakt kann minimal ausfallen. Dies beweist eine Testreihe, die 1997 von einem unabhängigen US-Labor in Chelmsford, Massachusetts, durchgeführt wurde. Nach dem großen Erfolg von »Traubenkernextrakt« in den USA – 1996, 1997 und 1998 wurde er zum »Nahrungsergänzungsmittel des Jahres« gekürt – kamen unzählige Produkte auf den Markt, viele darunter von zweifelhafter Qualität. Das Testergebnis machte deutlich: Nur drei von zehn Produkten waren nach dem von Masquelier geschützten Verfahren hergestellt, die anderen enthielten wenig OPC und waren wirkungslos.

OPC-Anwendung bei Tieren

Die Organismen der meisten Tierarten stellen Vitamin C selbst her. Als dessen Kofaktor spielt OPC daher eine untergeordnete Rolle. Seine kollagenschützenden Eigenschaften kommen aber auch Tieren zugute. Eine regelmäßige Zugabe ins Futter stärkt sie und verlangsamt auch bei ihnen den Alterungsprozess. OPC pflegt das Fell und beschleunigt die Wundheilung. Gute Erfahrungen wurden bei Pferden im

Fall von Fleckenekzemen und für ein glänzendes Fell ebenso gemacht wie bei kleineren Haustieren.
Die Dosierung von OPC bei Tieren richtet sich (ebenso wie bei Menschen) nach ihrem Gewicht. Bei akuten Beschwerden gibt man pro Kilo Körpergewicht bis zu 3 mg täglich. Ein 20 kg schwerer Hund könnte demnach bis zu 60 mg täglich erhalten, eine Katze mit einem Gewicht von fünf Kilogramm bekommt bis zu 15 mg täglich.
→ Zur Tierpflege und -heilung mit OPC siehe auch »Gesund länger leben durch OPC«, S. 145f.

Ein Wort zum Schluss

Jeder Körper ist anders. Was dem einen hilft, wirkt sich bei einem anderen nicht unbedingt genauso positiv aus. Alle wissenschaftlichen Studienreihen zur Zulassung von Medikamenten bestätigen dies und führen nicht zuletzt deshalb prozentuale Ergebnisse auf. Hat ein Arzneimittel in mehr Fällen eine positive als keine Wirkung, lohnt es sich auszuprobieren, ob man zu denjenigen gehört, die darauf positiv reagieren.
Bei manchen Menschen hilft Aspirin nicht gegen Kopfschmerzen, obwohl es ein anerkann-

tes und sehr hilfreiches Kopfschmerzmittel ist. Vielleicht leiden Sie unter Sehschwäche und Ihre Dioptrien-Werte ändern sich auch nach einem halben Jahr nicht, obwohl Sie OPC einnehmen. Seien Sie nicht enttäuscht. Es kann durchaus sein, dass sich an anderer Stelle eine wohltuende Wirkung einstellt. Und außerdem wirkt OPC häufig positiv, ohne dass wir es merken – immer dann, wenn es Krankheiten verhindert.
Tatsächlich höre ich gelegentlich: »Jetzt nehme ich OPC schon seit drei Monaten, merke aber keinen Unterschied.« Was aber will man merken, wenn man ohnehin gesund ist? OPC ist ein Mittel – wie andere Vitamine auch –, das man regelmäßig einnehmen sollte, um seine Gesundheit zu erhalten. Seien Sie sicher: Es wird zeit Ihres Lebens wichtige Aufgaben in Ihrem Körper erfüllen, auch wenn sich diese Arbeit unbemerkt vollzieht.
In diesem Sinne wünsche ich Ihnen ein erfülltes, gesundes und langes Leben.

Anne Simons

Anhang

Dokumentierte Fallbeispiele in »Gesund länger leben durch OPC«

Das vorliegende »OPC-Arbeitsbuch« will »Gesund länger leben durch OPC« ergänzen und Einsteigern einen kompakten Überblick bieten, aber ersetzen kann und will es das ausführlichere und weitaus vielschichtigere Standardwerk zum Thema natürlich nicht. Daher habe ich im laufenden Text auch immer wieder Hinweise auf die entsprechenden Kapitel und Passagen in »Gesund länger leben durch OPC« aufgeführt.

Für Laien und Praktiker sind Fallbeispiele oftmals von besonderem Interesse. Zu folgenden Beschwerden finden Sie in »Gesund länger leben durch OPC« ausführliche Darstellungen Betroffener, die ihre Probleme mit OPC lindern oder überwinden konnten:

- Behandlung von Hüft- und Gehbeschwerden nach einem Unfall (S. 69f.)
- Parodontose mit Kieferknochenabbau (S. 70f.)
- Hämorrhoiden, Cholesterinwerte, Vitalität, Migräne und Halsentzündungen (S. 91)
- Krampfadern (S. 95)

- Hämorrhoiden (S. 96)
- offene Beine (S. 97)
- schwere Beine (S. 98)
- Energielosigkeit (S. 98)
- Gefäßblutungen in Beinen und Augen, Sommersprossen (S. 99f.)
- Lern- und Konzentrationsstörungen bei einem Kind (101f.)
- schlechtes Gedächtnis (S. 103)
- schlechtes Zahlen- und Namengedächtnis (S. 103)
- Sehschwäche (S. 104)
- Grauer Star (S. 105)
- Sehschwäche, Müdigkeit (S. 108)
- beschleunigte Heilung eines gebrochenen Wirbels (S. 107)
- beschleunigte Heilung bei Knochenbruch und Wunde (S. 108f.)
- schnelle Genesung nach Meniskusoperation (S. 110)
- Bekämpfung starker Schmerzen am Fußgelenk (S. 111)
- Schmerzen in Schultergelenken und Unbeweglichkeit (S. 111f.)
- Arthritis (S. 112)
- Rückenschmerzen (S. 113)
- Verspannungen in der Schulter (S. 113)
- schmerzendes Handgelenk (S. 113)
- Gastritis (S. 116)
- Nervenentzündung (S. 116)

- Schlafstörungen, Konzentrationsschwäche, Heuschnupfen (S. 118f.)
- Allergie, drohendes Asthma (S. 119)
- Allergie, Lethargie (S. 120)
- Asthma, Waschmittelallergie, Erkältungen (S. 120f.)
- Pollen- und Tierhaarallergie (S. 121)
- Bronchitis, Asthma, Erstickungsanfälle (S. 121)
- Neurodermitis (S. 123)
- Ekzem, Schnupfen, Bronchitis, Pigmentierung (S. 124f.)
- Konzentrationsstörungen, Akne (S. 126)
- Sonnenbrand, Strahlenschäden (S. 127f.)
- Stimmungsschwankungen, Regelschmerzen (S. 129f.)
- Kopfschmerzen und Mattigkeit (S. 131)
- Asthma, Abwehrschwäche, Verstopfung (S. 132f.)
- Allergien, Immunstärkung, Gelenkprobleme, Diabetes-Folgeerscheinungen (S. 133ff.)

Literatur

– Quellen und Empfehlungen –

M. Amsellem et.al.: »Endotélon dans le traitement des troubles veino-lymphatiques du syndrome prémenstruel - Etude multicentrique sur 165 patientes« in: *Tempo Médical* no. 282, nov. 1987

J. Baruch: »Effet de l'Endotélon dans les œdèmes post-chirurgicaux. Résultats d'une étude en double aveugle contre placebo sur trente-deux patientes.» in: *Ann. Chir. Plast. Esthét.* 1984, vol. XXIX, no.4

C. Beylot, P. Bioulac: »Essai thérapeutique d'un angioprotecteur périférique, l'Endotélon« in: *Gaz. Med. de France* 87, No. 22 du 13/6/1980

C.M. Diedrich, Anne Simons: *Das Teebaumöl Praxisbuch.* Bern, München, Wien 1996

M.G.L. Hertog et al.: »Dietary Antioxidant Flavonoids and Risk of Coronary Heart Disease« in: *The Lancet*, 23. Okt. 1993

Frank Jones: *Mit Rotwein gegen Herzinfarkt.* Köln 1996

Chris Kilham: *OPC The Miracle Antioxidant. How it acts to prevent disease, restore health and upgrade quality of life.* New Canaan, Connecticut 1997

J. Laparra, J. Masquelier, J. Michaud: *Action des Oligomères Procyanidoliques sur le Co-*

baye Carencé en Vitamine C. Travaux originaux. Université de Bordeaux 1976

A.S.St. Leger et al.: »Factors Associated with Cardiac Mortality in Developed Countries with Particular Reference to the Consumption of Wine. *The Lancet,* 12. Mai 1979

Jack Masquelier: »Action protectrice du vin sur l'ulcère gastrique« in: *Résultats,* p. 61

Jack Masquelier: »Premier American Scientific Address«, Vortrag in Baltimore vom 18. Oktober 1996

Jack Masquelier, Bert Schwitters: *A Lifetime Devoted to OPC and Pycnogenols. Jack Masquelier's pioneering and innovative role in the isolation, identification and application of oligomeric proanthocyanidins / OPC.* Rom 1997

J.J. Parienti, J. Parienti-Amsellem: »Les œdèmes post-traumatiques chez le sportif: essai contrôlé de l'Endotélon« in: *Gazette Médicale de France 90,* No. 3 du 21.1.1983

A. Pecking, J.P. Desprez-Curely, G. Megret: »Oligomères procyanidoliques dans le traitement des lymphœdèmes post-thérapeutiques des membres supérieurs», vorgetragen auf dem Symposium Satellite, Congrès International d'Angiologie, Toulouse, 4.-7. Oktober 1989

H.J. Reimann et al.: »Histamine and Acute Haemorrhagic Lesions in Rat Gastric Mucosa: Prevention of Stress Ulcer Formation bei (+)-catechin, an Inhibitor of Specific Histidine Decarboxylase in vitro« in: *Agents and Actions* Bd. 7/1, Birkhauser Verlag, Universität Marburg, Bd. 7/1 (1977)

Gabor M. Rubanyi: *Free Radical Biology & Medicine*, vol. 4, 1988, pp. 107-120

L. Sarrat: »Abord thérapeutique des troubles fonctionnels des membres inférieurs par un microangioprotecteur l'Endotélon« in: *Bordeaux Méd. 11*, 1981, pp.685-8

Bert Schwitters (in Zusammenarbeit mit Prof. Jack Masquelier): *OPC in Practice. The Hidden Story of Proanthocyanidins, Nature's Most Powerful and Patented Antioxidant.* Rom 1995 (2. Aufl.)

Bert Schwitters: »Masquelier's TM Original OPCs and 10 grape seed extracts. An Independent, Reproducible State-of-the-art Comparative Analysis»: *Special Inc. Report*, U.S.A. November 1997

Knut Sievers: *Elektrosmog – die unsichtbare Gefahr*. München 1997

Anne Simons, Alexander Rucker: *Gesund länger leben durch OPC*. München 6. Auflage 2004 (OA 1999)

Anne Simons: *Heilendes Teebaumöl*. München 1997

Anne Simons: *Die Kunst der Selbstverjüngung*. München 2004

Anne Simons: *Das OPC-Gesundheitsbuch.* Bern, München, Wien 1998 (vergriffen)

Anne Simons: *Öle für Körper und Seele. Wundermittel der Natur. Das umfassende Praxisbuch.* München 1997 (Restexemplare zu beziehen über www.mayamedia.de)

Anne Simons: *Das Schwarzkümmel Praxisbuch.* Bern, München, Wien 1997

Uchida, Edamatsu et al.: »Condensed tannins scavenge active oxygen free radicals« in: *Med. Sci. Res.* (15) 1987, pp. 831f.

Morton Walker: »Medical Journalist Report of Innovative Biologics: The Nutritional Therapeutics of Masquelier's Oligomeric Proanthocyanidins (OPCs)» in*: Townsend Letter for Doctors & Patients,* Feb/Mar 1998, S. 84-92